Monographien aus dem
Gesamtgebiete der Psychiatrie

Springer
*Berlin
Heidelberg
New York
Barcelona
Budapest
Hongkong
London
Mailand
Paris
Singapur
Tokio*

Monographien aus dem
Gesamtgebiete der Psychiatrie

Herausgegeben von
H. Hippius, München · W. Janzarik, Heidelberg · C. Müller, Onnens (VD)

Hans Joachim Salize · Wulf Rössler

Kosten und Kostenwirksamkeit der gemeindepsychiatrischen Versorgung von Patienten mit Schizophrenie

Mit 24 Abbildungen

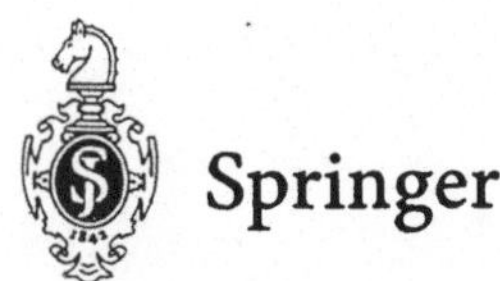 Springer

Dr. Hans Joachim Salize
Zentralinstitut für Seelische Gesundheit
J5
68159 Mannheim

Prof. Dr. Wulf Rössler
Psychiatrische Universitätsklinik
Militärstraße 8
CH-8021 Zürich

Die Deutsche Bibliothek – CIP-Einheitsaufnahme
Salize, Hans Joachim; Rössler, Wulf: Kosten und Kostenwirksamkeit der gemeindepsychiatrischen Versorgung von Patienten mit Schizophrenie / Hans Joachim Salize und Wulf Rössler. – Berlin; Heidelberg; New York; Barcelona; Budapest; Hongkong; London; Mailand; Paris; Singapore; Tokio: Springer, 1998
   (Monographien aus dem Gesamtgebiete der Psychiatrie; Bd. 86)
   ISBN-13: 978-3-642-72231-8   e-ISBN-13: 978-3-642-72230-1
   DOI: 10.1007/978-3-642-72230-1

Umschlaggestaltung: Design & Production

SPIN 10680242   25/3135-5 4 3 2 1 0 – Gedruckt auf säurefreiem Papier

Vorwort

Psychische Störungen sind Erkrankungen mit überaus gravierenden Folgewirkungen, insbesondere dann, wenn sie chronisch verlaufen. Zuvorderst betroffen sind natürlich die Patienten und Angehörigen. Sie stehen im Zentrum der Anstrengungen um eine angemessene Versorgung.

Aber auch die Belastungen der Volkswirtschaft durch psychische Erkrankungen sind enorm, da die Behandlung und Betreuung vor allem chronisch psychisch Kranker einen ganz erheblichen Kostenfaktor darstellt. Die Schizophrenie nimmt hierbei eine nochmals herausgehobene Position ein. Aufgrund ihrer spezifischen Krankheitscharakteristika wie der frühe Krankeitsbeginn und der hohe Anteil an Behinderungen gilt sie als das kostenintensivste psychiatrische Krankheitsbild.

Die ökonomische Betrachtungsweise psychischer Störungen erscheint vielen in der Versorgung von psychisch Kranken Tätigen als fachfremd und störend. Wenn dieser Aspekt überhaupt etwas zur Behandlung und Betreuung der Patienten beiträgt, dann überweigend nur Negatives. Die wachsenden Verteilungskämpfe um knappe Mittel im Gesundheitswesen tragen jedoch zunehmend zur Einsicht bei, daß Wirtschaftlichkeitsaspekte ganz erheblich die Entscheidungen über die Angemessenheit von Versorgungsmaßnahmen beeinflussen. Für die gegenwärtigen und künftigen Kostendiskussionen ist die psychiatrische Versorgungslandschaft jedoch denkbar schlecht gerüstet. Es ist eine erstaunliche Unkenntnis darüber zu verzeichnen, wie hoch die Kosten der Versorgung chronisch psychisch kranker, gemeindenah versorgter Patienten überhaupt beziffert werden müssen, wie diese Kosten sich zusammensetzen und welche Auswirkungen sie zeigen.

Dies ist umso bemerkenswerter, wenn man sich vor Augen führt, welche erheblichen Mittel seit dem Beginn der Psychiatriereform in den Ausbau der gemeindepsychiatrischen Versorgung in Deutschland geflossen sind. Allein die Fördermittel für die verschiedenen Modellprogramme und –erprobungen auf Landes- und Bundesebene haben seit der Mitte der siebziger Jahre ein Volumen von ca. einer halben Milliarde DM erreicht.

Der Informationsstand über die laufenden Kosten der auf diese Weise geförderten Infrastruktur steht dazu in umgekehrtem Verhältnis. Zwar liegen isolierte Kostendaten bei Projektförderern, Einrichtungs- und Kostenträgern oder anderen Datenhaltern vor, sie sind aber in der Regel nicht leicht zugänglich und bilden vor allem jedoch immer nur

Teilbereiche der komplexen stationären, ambulanten und rehabilitativen Gesamtversorgung eines Patienten ab. Auf einer solchen Datenbasis können natürlich keine Untersuchungen über die Kosten-Wirksamkeit der Versorgung oder andere planungsrelevante Analysen durchgeführt werden, wie sie in der Gesundheitsversorgung eigentlich zum Standard gehören. Daß sich diese Erkenntnislücken nachteilig auf die Versorgungspraxis auswirken müssen, ist evident.

So ist es mehr als überfällig, daß sich die psychiatrische Versorgungsforschung dieser Thematik annimmt und empirisch gesicherte Erkenntnisse über die Kosten der Versorgung von chronisch psychisch Kranken erarbeitet. Die bundesdeutsche Forschung hat hier ein deutliches Defizit gegenüber Ländern mit vergleichbaren Versorgungsstandards aufzuholen.

Die vorliegende Arbeit ist als ein Teil des Versuches zu verstehen, diese Erkenntnislücke zu schließen. Sie stellt deshalb einen ausführlicheren Methodenteil voran, in dem die Vorgehensweise bei kostenanalytischen Studien in der Versorgung chronisch psychisch Kranker auf praxisbezogene Weise umrissen wird. Vor allem aber werden prospektiv erhobene Kostendaten der umfassenden psychiatrischen Versorgung von Patienten mit Schizophrenie aus einem gemeindepsychiatrisch gut ausgebauten Versorgungsgebiet vorgestellt, analysiert und diskutiert. Die daraus erwachsenden Erkenntnisse können aufgrund des umfassenden Untersuchungsansatzes Gültigkeitsanspruch über die konkrete Untersuchungsregion, den Stadtkreis Mannheim, hinaus beanspruchen.

Neben der Bereitstellung konkreter Zahlen soll die Untersuchung aber auch weitere Forschungsaktivitäten in diesem Bereich anstoßen. Wenn die gegenwärtigen Qualitätsstandards in der Versorgung chronisch psychisch Kranker aufrecht erhalten und weiter verbessert werden sollen, muß das seit der Psychiatrie-Enquete regelmäßig beklagte Defizit an fundierten Erkenntnissen über die Kosten der Versorgung beseitigt werden. Eine um das Wohl ihrer Patienten besorgte Psychiatrie kann sich eine solche Unkenntnis auf Dauer nicht leisten.

Hans Joachim Salize und Wulf Rössler
Mannheim

Inhaltsverzeichnis

1 Einleitung

1.1 Gesundheitsversorgung und Kosten

S. Berki stellte vor etwas mehr als zehn Jahren fest, eine gute Gesundheitsversorgung sei charakterisiert durch "the provision of high quality, clinically appropriate care at least cost to patients for whom this mode of treatment is medically optimal and economically most efficient" (Berki 1983).

In der Realität ist dieser ideale Zustand jedoch nur höchst selten anzutreffen. Gesundheitsversorgung wird mit wachsender Geschwindigkeit immer komplexer und teurer. Die Ursachen für diese Entwicklung sind vielfältig. Zum Teil ist sie das paradoxe Resultat des enormen medizinischen Fortschritts des vergangenen und gegenwärtigen Jahrhunderts, der neben einer kostenintensiven Technisierung der Medizin die demographische Zusammensetzung der Gesellschaft so verändert hat, daß vor allem die älteren Bevölkerungsgruppen stark zunehmen. Zusammen mit den parallel dazu gestiegenen Erwartungen der Bevölkerung an die Leistungsfähigkeit der Gesundheitsversorgung und weiteren Faktoren bewirkt dies, daß Bedarf und Nachfrage nach Gesundheitsleistungen in der Regel schneller wachsen als die Aufstockung von finanziellen Mitteln im Gesundheitssektor (McGuire & Drummond 1993).

Dieses Mißverhältnis macht es zunehmend schwieriger, Versorgungsleistungen ausschließlich oder weitgehend nach dem Kriterium des medizinisch Optimalen oder Angemessenen zu erbringen, wie es im Eingangszitat gefordert wird. Bei der Gesundheitsversorgung handelt es sich ebenso wie bei anderen gesellschaftlichen Bereichen nicht um ein eindimensionales, geschlossenes System, sondern sie ist von einem dichten Geflecht von Wirkmechanismen und Einflußfaktoren gekennzeichnet. Ein von der Weltgesundheitsorganisation (WHO) aufgestelltes Gesamtmodell der in der Gesundheitsversorgung wirkenden Kräfte verdeutlicht diese Wirkzusammenhänge schematisch (WHO 1984, Rössler & Salize 1995, vgl. Abb.1.1). Innerhalb der Interdependenzen dieses Modells stellen Nutzen oder Wirksamkeit der Versorgung auf der einen und Wirtschaftlichkeit auf der anderen Seite zwar aufeinander einwirkende, jedoch eigenständige Parameter dar, die sich keinesfalls reibungslos oder gar zwangsläufig in Deckung bringen lassen. Die Komplexität der Zusammenhänge in dem Modell macht deutlich, daß isolierte Eingriffe in das

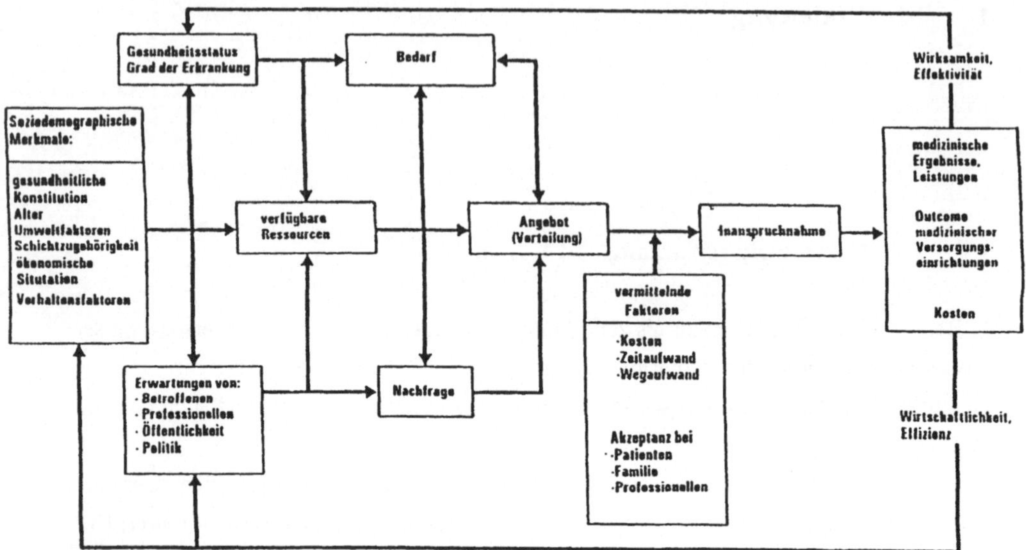

Abb.1.1   Einflußfaktoren im System der Gesundheitsversorgung (Quelle: WHO 1984, Rössler & Salize 1995)

System vielfältige, nicht von vornherein kalkulierbare Auswirkungen auf die weiteren beteiligten Variablen haben können.

Um ein bezüglich Wirksamkeit und Wirtschaftlichkeit der Versorgung ausgewogenes Ergebnis zu erzielen, muß sorgfältig überlegt werden, auf welche Weise knappe finanzielle Ressourcen einzusetzen sind, und wie sich entsprechende Investitionen und Interventionen auf das Gesamtsystem der Versorgung auswirken. Dies ist eine komplexe Aufgabe, der sich Planer und Verantwortliche in der Gesundheitsversorgung auf der ganzen Welt gegenüber sehen. Dabei kann angesichts des universalen Zwangs zur Kostendämpfung im Gesundheitswesen davon ausgegangen werden, daß politische Entscheidungsträger dem Wirtschaftlichkeitskriterium verstärkt eine Schlüsselrolle beimessen (Santiago 1993).

Der Versorgungsforschung in der Medizin wächst in diesem Zusammenhang zunehmend die Rolle eines Korrektivs zu. Sie hat die wichtige Aufgabe, die komplizierten Zusammenhänge von Wirtschaftlichkeits- und Wirksamkeitsfragen empirisch aufzuhellen, damit in der Zukunft nicht allein isolierte Kostenerwägungen den Weg weisen, den der Ausbau der Gesundheitsversorgung nimmt.

Aus diesen Überlegungen wird die enorme Bedeutung von Kostendaten und -analysen für die Qualität der Gesundheitsversorgung mehr als deutlich. Die Verfügbarkeit aussagekräftiger Daten und empirischer Erkenntnisse über Wirkzusammenhänge im System der Gesundheitsversorgung steht jedoch bisher im Gegensatz zu dem Bedarf danach (Beecham & Knapp 1992). Dieser Bedarf steigt angesichts der wachsenden Verteilungskämpfe um immer knapper werdende Mittel im Gesundheitswesen rapide an.

1.2 Die Versorgung psychisch Kranker

Obige Aussagen beziehen sich auf die allgemeine Gesundheitsversorgung, ohne daß dabei zwischen einzelnen medizinischen Disziplinen unterschieden wird. Sie treffen somit auch auf die Versorgung psychisch Kranker zu. Gleichwohl weist die Psychiatrie innerhalb des Gesundheitswesens eine Reihe von Besonderheiten auf, durch die sie sich deutlich von den somatischen Fächern unterscheidet. Die Unterschiede machen nicht vor Fragen der Wirksamkeit, Wirtschaftlichkeit und Finanzierung der Versorgung halt, sondern wirken sich in diesen Feldern besonders deutlich aus.

Die Versorgung psychisch Kranker hat eine andere Struktur als die Versorgung körperlich Kranker. Sie integriert in weitaus stärkerem Ausmaß als körpermedizinische Disziplinen Angebote der sozialen Versorgung in ihr Arbeitsfeld. Die enge Verbindung von medizinischen und sozialen Hilfeangeboten wird durch die spezifischen Versorgungserfordernisse psychisch kranker Menschen notwendig. Ein Großteil der psychischen Erkrankungen nimmt einen chronischen Verlauf. Das Faktum der Chronizität einer Krankheit allein bewirkt bereits in vielen Fällen einen erhöhten und vor allem langfristigen Behandlungs- und Betreuungsaufwand. Bei psychiatrischen Erkrankungen ist dieser Aufwand von besonderer Intensität, da die Betroffenen oftmals eine dauerhafte psychische Behinderung mit einer Vielzahl von schwerwiegenden Beeinträchtigungen entwickeln können. Vor allem Patienten mit Schizophrenie unterliegen diesbezüglich einem hohen Risiko (vgl. Kap.1.3), aber auch affektive Störungen, Angststörungen, zwangsneurotische Erkrankungen und Persönlichkeitsstörungen können eine dauerhafte psychische Behinderung zur Folge haben (Liberman 1987).

Die WHO unterteilt in diesem Zusammenhang in ihrer 'International Classification of Impairments, Disabilities and Handicaps' (WHO 1980) die möglichen Folgewirkungen einer psychischen Erkrankung in

- seelische Funktionseinbußen (psychological impairments)
- funktionale Einschränkungen oder soziale Behinderungen (social disabilities)
- soziale Benachteiligung (social handicaps).

Bereits diese grobe Einteilung macht deutlich, daß der spezifische Charakter psychischer Behinderungen sich gleichermaßen aus krankheitsspezifischen Faktoren und aus Wechselwirkungen dieser Faktoren mit der sozialen Lebenswelt der Patienten zusammensetzt. Es ist dieses Zusammenwirken, das ein breites Angebot an medizinisch-psychiatrischen Versorgungsleistungen und soziotherapeutisch-rehabilitativen Maßnahmen für psychisch Kranke notwendig macht, das wesentlich vielschichtiger ist als in der Versorgung und Rehabilitation somatisch Erkrankter. Diese Angebote gehen deutlich über den klinischen Bereich hinaus und reichen weit in die Bereiche Wohnen, Arbeit, Kommunikation, Tagesstrukturierung, bzw. Teilhabe am sozialen Leben hinein.

Ein weiterer Faktor, der die Sonderstellung der psychiatrischen Versorgung im Gesundheitswesen bewirkt, ist die spezifische historische Entwicklung, die die psychiatrischen Versorgungsstrukturen und -einrichtungen genommen haben.
Bis lange nach dem zweiten Weltkrieg war die Versorgung vor allem chronisch psychisch Kranker in Deutschland fast vollständig nur auf psychiatrische Großkrankenhäuser und Anstalten alter Prägung zugeschnitten. Die stadtferne Lage weitab der universitären Zentren, die zum Teil jahrhundertelange Isolation und Stigmatisierung der psychiatrischen Anstalten, die Folgewirkungen der Ermordung zehntausender psychisch Kranker in den psychiatrischen Krankenhäusern während der Naziherrschaft und eine Reihe weiterer Faktoren trugen dazu bei, daß bis weit in die Nachkriegszeit hinein die Versorgung psychisch Kranker in Deutschland von den Qualitätsstandards und Fortschritten der Versorgung in den übrigen medizinischen Fächern fast gänzlich abgekoppelt war. Diese Abtrennung resultierte schließlich in so großen Defiziten der Versorgung und einer damit einhergehenden Vernachlässigung der Patienten, daß sich z.B. Häfner (1965) noch in den 60er Jahren dazu gezwungen sah, die Zustände als 'Notstand in der psychiatrischen Krankenhausversorgung' zu charakterisieren. Diese Situation und die nicht mehr länger zu ignorierende Diskrepanz zu den internationalen Versorgungsstandards insbesondere in den angloamerikanischen Ländern, in denen eine Reform der psychiatrischen Versorgungsstrukturen bereits kurz nach dem zweiten Weltkrieg begonnen hatte, führte schließlich zu einer umfassenden Bestandsaufnahme und Untersuchung der Lage durch eine Enquête-Kommission der Bundesregierung.
Der Abschlußbericht der Enquête-Kommission (Deutscher Bundestag 1975) setzte einen Prozeß der umfassenden Umstrukturierung der psychiatrischen Versorgungsstrukturen in Deutschland in Gang. Seither ist die Entwicklung der letzten beiden Jahrzehnte gekennzeichnet durch den Wandel von der institutionalisierten oder krankenhausgestützten Versorgung psychisch Kranker hin zur außerstationär-rehabilitativen oder gemeindena-

hen Versorgung. Die veränderten Versorgungsstrukturen sind allgemein unter der Bezeichnung 'Gemeindepsychiatrie' bekannt geworden

Im Zuge dieser mit großen Schwierigkeiten behafteten und gegenwärtig bei weitem noch nicht abgeschlossenen Strukturreform waren den in den psychiatrischen Krankenhäusern langfristig hospitalisierten chronisch psychisch Kranken angemessene und menschenwürdige Lebensmöglichkeiten außerhalb des Krankenhauses zu schaffen. Diese Patienten, die sog. 'alten' chronisch psychisch Kranken, hatten und haben einen großen medizinischen und soziotherapeutisch-rehabilitativen Versorgungsbedarf, der sich bei den einzelnen Patienten aufgrund eines auf weitgehend vergleichbare Weise durchlaufenen langen Krankheits- und Versorgungsprozesses sehr ähnelt. Unter den Bedingungen der gemeindepsychiatrischen Versorgung entwickelte sich zusätzlich ein neuer Typus chronisch psychisch Kranker. Diese sog. 'neuen' psychisch Kranken befinden sich im Gegensatz zu den 'alten' in unterschiedlichsten Verlaufsstadien ihrer Erkrankung, haben unterschiedliche Behandlungsvorgeschichten und bedürfen entsprechend komplexer Behandlungsstrategien und abgestuft intensiver Behandlungsangebote.

Eine Vielzahl der im Rahmen diese Behandlungsstrategien notwendigen soziotherapeutisch-rehabilitativen Betreuungsaufgaben in den Bereichen Wohnen, Arbeit, Tagesstrukturierung, Freizeit und Kommunikation wurden im Zuge der Psychiatriereform ambulanten und rehabilitativen Diensten außerhalb des psychiatrischen Krankenhauses übertragen. Das psychiatrische Krankenhaus wurde dadurch von der ehemals zentralen Behandlungseinrichtung für psychisch Kranke zu einem Glied in einer Kette von spezialisierten Behandlungs- und Versorgungseinrichtungen mit unterschiedlichen Aufgabenspektren. In den Anfängen der Reform im Wohnsektor vom betreuten Wohnheim und im Arbeitssektor von der Werkstätte für Behinderte ausgehend, haben sich im Verlauf der Umgestaltung der Versorgungslandschaft die Dienste und Einrichtungstypen immer weiter spezialisiert und aufgefächert, so daß in gut ausgebauten gemeindepsychiatrischen Systemen heutzutage eine breite Palette spezialisierter Hilfeangebote von einer Vielzahl unterschiedlicher Einrichtungen und Dienste vorgehalten werden (Rössler & Riecher-Rössler 1994). Die meisten dieser 'komplementären' Dienste und Einrichtungen, die die im engeren Sinne medizinisch-psychiatrische Behandlung ergänzen, unterliegen der Zuständigkeit und Trägerschaft unabhängiger kirchlicher, freigemeinnütziger oder kommunaler Träger (Rössler et al. 1993). Die Versorgungsrealität chronisch psychisch Kranker ist dadurch heutzutage in vielen Regionen von einer Vielfalt von Trägerstrukturen, Einrichtungstypen und spezialisierten Diensten gekennzeichnet, die in einem heterogenen Neben- und Miteinander die Versorgungsverantwortung für die Patienten tragen.

Auch die Finanzierung der Versorgung psychisch Kranker weist eine vergleichbare Komplexität und Heterogenität auf. Zum Teil haben die gegenwärtig bestehenden Finanzierungsweisen und -zuständigkeiten entgegen des auch für psychisch Behinderte geltenden Rechtsanspruchs auf rehabilitative Leistungen eine strukturelle Benachteiligung dieser Patientengruppe bezüglich des Zugangs zu psychiatrischen Rehabilitationsmaßnahmen zur Folge (Rössler et al. 1995). Auch auf diesem Gebiet sind fortgesetzte Anstrengungen zur Vereinfachung und Optimierung der Finanzierungsweisen und Entgeltverfahren zu verzeichnen (vgl. Kap.5.1 und 6.1), wobei die Zukunft zeigen muß, ob damit die angesprochenen, aber im vorliegenden Kontext nicht näher zu diskutierenden strukturellen Benachteilungen mittelfristig beseitigt werden können.

Die komplexen gemeindepsychiatrischen Versorgungsnetze und ihre sich ständig fortentwickelnde Ausdifferenzierung haben zur Folge, daß sich einzelne Behandlungs- und Versorgungsverläufe immer schwerer überschauen und steuern lassen. Dieses Phänomen tritt vor allem in gut ausgebauten gemeindepsychiatrischen Versorgungssystemen auf und hat unter der Bezeichnung 'Fragmentierung der Hilfen' Eingang in die Versorgungsdiskussion gefunden. Mit Fragmentierung ist die zunehmende Unübersichtlichkeit einer Vielzahl hochspezialisierter Hilfeangebote gemeint, die vor allem bei der gleichzeitigen Betreuung von Patienten durch mehrere unabhängige Dienste und Einrichtungen von einer wachsenden Gefahr von Deckungslücken oder Überversorgung begleitet wird. Das Ausmaß der durch Fragmentierung entstehenden Effektivitäts- und Qualitätseinbußen der Versorgung psychisch Kranker ist noch weitestgehend ungeklärt. Es kann aber als erheblich eingeschätzt werden.
Es bestehen mittlerweile eine Reihe versorgungspolitischer Ansätze, die Nachteile von Versorgungsfragmentierungen durch institutionelle Maßnahmen zu beseitigen. In der bundesdeutschen Versorgungslandschaft sind diesbezüglich die verstärkten Anstrengungen zur Implementierung der sog. 'Gemeindepsychiatrischen Verbünde' zu nennen, die eine verstärkte Transparenz, Integration und Koordination der Angebote im regionalen Rahmen ermöglichen sollen. International werden Ansätze mit gleicher Zielsetzung unter dem Begriff 'Case-management' zusammengefaßt (Rössler et al. 1993). Im wesentlichen handelt es sich auch dabei um die zentrale Koordination und Integration der unterschiedlichen Betreuungsleistungen und der Abstimmung der beteiligten Einrichtungen und Dienste mit dem Ziel einer reibungslosen und bedarfsgerechten Kooperation. In solchen Maßnahmen wird ein erhebliches Potential zur Verbesserung der Versorgungseffektivität und auch der Kosteneinsparung vermutet. Der empirische Nachweis einer Verbesserung der Versorgung durch Case-Management steht jedoch vielfach noch aus

(Rubin 1992, Rössler et al. 1993, Rössler et al. 1995), wobei dies nur ein Beispiel ist für den Mangel an empirisch gesichertem Wissen über Wirkzusammenhänge und Gesetz-mäßigkeiten in dem komplexen System der gemeindepsychiatrischen Versorgung.

Die Wissenslücken erstrecken sich nicht nur auf Effektivitäts- und Wirksamkeitsmaße sondern auch auf den Bereich der Kosten der Versorgung psychisch Kranker in gemein-depsychiatrischen Versorgungsnetzen, wie in der vorliegenden Arbeit verdeutlicht wer-den wird (vgl. u.a. Kap.3.1.2, Kap.6.3 u. Kap.6.5). Häfner und Mitarbeiter (1986) be-zeichneten in diesem Zusammenhang bereits vor einem Jahrzehnt als die drängendste Frage der psychiatrischen Versorgungsforschung, ob '...die mehr aus Überzeugung denn aus gesichertem Wissen eingeführte komplementäre Versorgung tatsächlich besser und kostengünstiger als die langfristige Unterbringung im psychiatrischen Krankenhaus...?' ist. Diese Frage zielt auf den zentralen Kerngedanken der gesamten Psychiatriereform in Deutschland. Zum Zeitpunkt, an dem sie gestellt wurde, war die Umstrukturierung der Versorgungsstrukturen bereits zehn Jahre im Gang. Auch weitere zehn Jahre später ist die Zahl der Untersuchungen, die zur Erhellung dieser Zusammenhänge beitragen könn-ten, immer noch zu gering, als daß befriedigende Antworten vorliegen würden.

1.3   Paradigma Schizophrenie

Unter den psychischen Erkrankungen ist die Schizophrenie in mehrfacher Hinsicht eines der bedeutsamsten und schwerwiegendsten Krankheitsbilder. Die Bedeutsamkeit der Schizophrenie resultiert unter anderem aus der Häufigkeit ihres Auftretens. Das generelle Risiko, an Schizophrenie zu erkranken (disease expectancy rate) liegt bei ca. 1 % der Gesamtbevölkerung (Zubin 1987, Wyatt et al. 1988). Dieser Rate entspricht in etwa die Schätzung der Expertenkommission der Bundesregierung (BMJFFG 1988) die die Zahl der chronisch psychisch Kranken und Behinderten im Erwachsenenalter für den Bereich der alten Bundesländer Mitte der achtziger Jahre auf mindestens 500.000 bezifferte. Hochgerechnet auf das heutige Bundesgebiet und die heutigen Bevölkerungszahlen müßte man somit von mindestens 700.000 Betroffenen ausgehen.

Die in epidemiologischen Untersuchungen ermittelten Prävalenzraten der Schizophrenie variieren international allerdings und liegen zwischen 0,6 und 8,3 Erkrankungsfälle pro 1.000 Einwohner. Jedoch ist dies wahrscheinlich eher auf die in den Studien verwendeten unterschiedlichen diagnostischen Konzepte zurückzuführen, als auf tatsächliche Häu-figkeitsschwankungen (Häfner 1988). Das gleiche gilt für die in internationalen Untersu-chungen ermittelten Inzidenzen. Methodisch standardisierte Vergleichsstudien aus der jüngeren Zeit geben Inzidenzraten zwischen 0,15 bis 0,42 pro 1.000 Einwohner an. Die in der Bundesrepublik empirisch ermittelten Neuerkrankungsraten liegen zwischen 0,31 (Häfner 1988) und 0,48 Fällen pro 1.000 Einwohnern (Dilling et al. 1975). Ein Geschlechtsunterschied ist beim Erkrankungsrisiko nicht festzustellen. Bei Männern liegt jedoch das Durchschnittsalter für die Ersterkrankung zwischen 18 und 25 Jahren und ist im Schnitt um 4-5 Jahre früher anzusiedeln als bei Frauen, bei der die Ersterkrankungsrate ihren Gipfel in der Altersstufe zwischen 26-45 Jahren erreicht (Häfner 1988, Wyatt et al. 1988). Bei Männern ist jedoch aufgrund des früheren Ersterkrankungsalters häufig ein stärkerer Grad an Behinderung und ein höherer Rehabilitationsbedarf die Folge.

Das charakteristische Syndrom der Schizophrenie geht mit Mangel an Einsicht, Mißtrauen, Wahnstimmung, Beziehungs- und Verfolgungswahn bzw. -ideen, Affektverflachung, akustischen Halluzinationen und einem Kontrollwahn einher. Die Ursachen der Schizophrenie sind trotz hoher Forschungsintensität nicht geklärt. Gegenwärtig geht man von einer multikausalen Genese der Erkrankung aus. Genetische Faktoren scheinen dabei eine Rolle zu spielen, jedoch können diese allein die Erkrankung nicht erklären (Wyatt et al. 1988). Im gegenwärtig zur Erklärung der Entstehung bzw. des Ausbruchs der Schizophrenie favorisierten sog. Vulnerabilitätsmodell (Zubin et al. 1977, 1983) wird der Auslöser der Erkrankung im Zusammenwirken von genetischen Dispositionen mit individuell unterschiedlich hohem Schwellenwert, einer individuell unterschiedlichen Verletzlich- oder Anfälligkeit (Vulnerabilität) und dem Auftreten sozialer, psychologischer oder anderer Belastungsfaktoren sowie der Fähigkeit zur Verarbeitung dieser Belastungsfaktoren gesehen.
Der Verlauf der Schizophrenie ist von hoher Variabilität gekennzeichnet (Wyatt et al. 1988, Riecher-Rössler et al. 1995). Individuelle Prognosen über Krankheitsverläufe sind fast nicht möglich (vgl. Kap.4.2.1). Geschätzt wird, daß ca. ein Fünftel aller Schizophrenien nach der ersten Krankheitsepisode folgenlos ausheilt. Bei ca. der Hälfte der Betroffenen sind nach den akuten Krankheitsepisoden Folgeerscheinungen zu verzeichnen, und ca. ein Drittel aller Erkrankten muß dauerhaft mit erheblichen kognitiven und sozialen Defiziten rechnen (Häfner 1993).
Im Zentrum der medizinisch-psychiatrischen Behandlung der Schizophrenie steht die neuroleptischen Rezidivprophylaxe. Allerdings bedingen die sozialen und psychologischen Folgeerscheinungen der Erkrankung, wie z.B. eine reduzierte Behandlungscompliance bezüglich der Medikation, daß die theoretisch mögliche und in kontrollierten Katamnesestudien erreichte Reduktion der durchschnittlichen Rezidivrate von 74% ohne Neuroleptikabehandlung auf 16% unter Neuroleptikavergabe in der Versorgungspraxis

nicht erreicht wird. In der Realität ist immer noch mit einer Rezidivrate von ca. 50% im Verlauf eines Jahres nach eine schizophrenen Episode zu rechnen (Kissling 1992). Die unverzichtbare medikamentöse Behandlung der Schizophrenie wird, wie in Kap.1.2 beschrieben, durch eine Vielzahl von in den letzten beiden Jahrzehnten entstandenen unterschiedlichen Hilfeangeboten ergänzt, die auf der Ebene psychologischer Funktionseinbußen und der sozialen Behinderung der Betroffenen ansetzen. Diese rehabilitativen Leistungen und Maßnahmen dienen dazu, den Betroffenen eine Wohn-, Arbeits- und Lebensumgebung zu schaffen, die ihnen ermöglichen soll, ein entsprechend ihren Beeinträchtigungen so weit wie möglich normales und in die Gesellschaft integriertes Leben zu führen.

Die beschriebene Vielschichtigkeit macht die Schizophrenie zum zentralen Musterbeispiel oder Paradigma für psychische Erkrankungen (Rössler & Riecher-Rössler 1994). Dies gilt nicht nur in klinischer Hinsicht. Auch unter Kostengesichtspunkten kommt der Schizophrenie herausgehobene Bedeutung zu. Sie gilt generell als das die höchsten Kosten verursachende Krankheitsbild in der Psychiatrie (vgl. Kap.2.4 und Kap.3.1). Neben ihrem chronischen Verlauf, der mit einem Maximum an Morbidität bei geringer krankheitsspezifischer Mortalität einhergeht, liegen Ursachen für die Kostenträchtigkeit der Schizophrenie auch in der immer noch andauernden Suche und Erprobung von effektiven und effizienten Behandlungsstrategien (Andreasen 1991). In Deutschland wurden in diesem Zusammenhang allein in den vergangenen 20 Jahren in die verschiedenen psychiatrischen Modellprogramme auf Landes- und Bundesebene sowie in einzelne Modellversuche und -erprobungen rund 450 Mio. DM investiert (Rössler et al. 1995). Diese Programme zielten im wesentlichen auf die Versorgung chronisch psychisch Kranker ab.

Diese Modellprogramme sowie die Entwicklung der Versorgungsstrukturen für an Schizophrenie Erkrankte ganz allgemein hatten und haben Signalwirkung und Weichenstellungsfunktion für die gesamte psychiatrische Versorgung. Von ihnen geht eine jahrzehntelange Folgewirkung für den Ausbau und die Optimierung einer bedarfsgerechten Angebotsstruktur aus. Die genaue Kenntnis der Effektivität vorhandener Versorgungsangebote für an Schizophrenie Erkrankte sowie deren Zusammenhang mit den Kosten der Versorgung ist deshalb von fundamentaler Bedeutung für die Gesundheitsadministration, Versorgungsplanung und Versorgungsforschung.

An Schizophrenie erkrankte Patienten sind mehr als jede andere Patientengruppe geeignet, um diese Zusammenhänge zu analysieren und zu verdeutlichen. Aus diesem Grund wurde die vorliegende Untersuchung an einer Inanspruchnahmepopulation von chronisch psychisch Kranken mit der Diagnose Schizophrenie durchgeführt.

2   Methodik der Kostenanalyse in der Versorgung psychisch Kranker

2.1   Rahmenbedingungen von Kostenuntersuchungen im Gesundheitswesen

Die ökonomischen Standardmethoden zur Wirtschaftlichkeitsbewertung von Gütern und Leistungen gehen davon aus, daß diese Güter und Leistungen durch über den Markt gelenkte Ein- und Auszahlungsströme charakterisiert sind (Buchholz & Eichhorn 1987). Dies ist das klassische Marktmodell. Ihm liegt die Vorstellung zugrunde, daß durch die in freier Konkurrenz wirkenden Kräfte von Angebot und Nachfrage eine annähernd effiziente Verteilung von Güter und Leistungen auf dem Markt erzwingen. Solchen Bedingungen gehorchende Waren, Güter oder Leistungen werden als marktfähig bezeichnet, da sie zu einem bestimmten Preis sowohl angeboten als auch nachgefragt werden (Kriedel 1980). Damit ist gleichzeitig der monetäre Charakter der Hauptkriterien für die Wirtschaftlichkeitsbeurteilung solcher Güter festgelegt.

Gesundheitsleistungen entziehen sich jedoch vielfach den Grundannahmen dieses Modells. Marktfähigkeit liegt bei Gesundheitsleistungen nur sehr eingeschränkt vor. Die Ursachen sind in den spezifischen Eigenschaften des "Gutes" Gesundheit sowie in den Verteilungsmechanismen von Gesundheitsleistungen zu suchen. Kriedel (1980) nennt folgende Gründe für die eingeschränkte Marktfähigkeit von Gesundheitsleistungen:

- In der medizinischen Versorgung besteht die Möglichkeit des *Zwangskonsums* ohne bewußte Nachfrageäußerung des Patienten. Neben medizinischen Notfällen (wenn bei akuter Lebensgefahr oder wegen Bewußtlosigkeit des Patienten dieser in Versorgungsmaßnahmen nicht einwilligen kann) ist dies vor allem in der psychiatrischen Versorgung von großer Bedeutung, da hier die Möglichkeit einer zwangsweisen Behandlung von Patienten gesetzlich fundiert ist und bei chronisch psychisch Kranken häufiger Behandlungsmodus ist (Riecher-Rössler & Rössler 1993).

- Beim Konsumenten von Gesundheitsleistungen herrscht *Nachfrageunsicherheit*. Medizinisches Wissen ist ausgesprochenes Expertenwissen. Die Konsultation eines Spezialisten setzt voraus, daß beim Nachfragenden Ungewißheit über Art und Umfang der Leistungen besteht, die er zur Deckung seines Bedarfes zu erlangen wünscht.

- Eine medizinische Behandlung ist bezüglich des Ausgangs ein offener Prozeß. Beim Patient herrscht somit *Produktunsicherheit*. Er weiß nicht, ob die Leistung das gewünschte Resultat erbringt, und in der Regel bestehen für den Patienten nur geringe Möglichkeiten, Vergleiche über Qualität von Therapien anzustellen.
- Die therapeutische Beziehung ist von *Anbieterdominanz* geprägt. Alle relevanten Prozessen der Bemessung von Gesundheitsleistungen (Festlegung von Art und Menge, Beurteilung ihrer Wirksamkeit etc.) nimmt der Arzt vor. Der Patient besitzt bestenfalls ein Vetorecht, das er jedoch aufgrund seines mangelnden Expertenwissens nur eingeschränkt nutzen kann.

Diese spezifischen Eigenschaften der Gesundheitsleistungen resultieren in einer deutlich eingeschränkten Konsumentensouveränität. Inanspruchnehmer von Gesundheitsleistungen können Nutzen und Qualität der angebotenen Leistungen nicht uneingeschränkt abschätzen und ihre Nachfrage nicht frei bestimmen. Marktbezogen betrachtet sind die Kräfteverhältnisse ungleich verteilt. Der hohe Anteil staatlicher Lenkung, Regelung und Förderung des Gesundheitssektors ist ein weiterer Faktor, der die wirtschaftliche Analyse von Gesundheitsleistungen unter Zugrundelegung der Bedingungen eines freien Konkurrenzmarktes verbietet (McGuire & Drummond 1993).

Somit müssen zur Analyse von Wirschaftlichkeitsfragen in der Gesundheitsversorgung modifizierte ökonomische Verfahren herangezogen werden (Hess et al. 1986). Solche Verfahren werden von *Effizienzanalysen* bereitgestellt. Während der Begriff Effektivität lediglich die Leistungsfähigkeit oder Wirksamkeit einer Methode oder Maßnahme benennt, und Effektivitätsanalysen somit den Grad der Zielerreichung einer Leistung oder Methode überprüfen, geht der Effizienzbegriff über diesen Ansatz hinaus. Er bezieht neben der Wirksamkeit von Maßnahmen auch die zur Zielerreichung eingesetzten Mittel in die Betrachtung ein (Neubauer et al. 1989). Ein System ist dann effizient, wenn eine optimale Zweck-Mittel-Relation vorhanden ist. Die Wahl der Indikatoren, die zur Beurteilung der untersuchten Systeme herangezogen werden, ist dabei in Effizienzanalysen freier als im strengen Marktmodell mit dem Preis als Hauptindikator.
Bei der Anwendung von Effizienzanalysen zur Beurteilung von Versorgungsleistungen im Gesundheitswesen stellt eine den Untersuchungsgegenständen angemessene Indikatorenbildung bezüglich der eingesetzten Mittel oder Maßnahmen ein entscheidendes methodisches Qualitätskriterium dar.

2.2   Typen von Effizienzanalysen in der psychiatrischen Versorgung

Eine Vielzahl von Kostenstudien in der Gesundheitsversorgung und speziell auch in der psychiatrischen Versorgung beschränkt sich lediglich auf die Bestimmung der Höhe oder der Struktur von Kosten der Versorgungsleistungen, ohne diese einer wie immer auch operationalisierten Wirksamkeit oder einem Ergebnis der Versorgung gegenüberzustellen. Dabei kann nicht von Effizienzanalysen gesprochen werden, sondern es handelt es sich lediglich um reine Kostenermittlungen. Effizienzanalysen erfordern neben der Kostenermittlung den Einbezug von Outcome-, Wirksamkeits- oder Nutzenkriterien in die Analyse, um die Kosten an diesen Kriterien prüfen zu können. Bei innerhalb der psychiatrischen Versorgung zur Anwendung kommenden Effizienzanalysen lassen sich methodisch vier Hauptansätze unterscheiden:

- *Kosten-Wirksamkeitsanalyse (Cost-effectiveness Analysis)*
- *Kosten-Minimierungsanalyse (Cost-minimisation Analysis)*
- *Kosten-Nutzwertanalyse (Cost-utility Analysis)*
- *Nutzen-Kostenanalyse (Cost-benefit Analysis).*

Diese Systematik folgt methodischen Gesichtspunkten und verweist damit auf den entscheidenden Stellenwert der Untersuchungsmethode für die Validität der Ergebnisse. Methodische Einführungen und Übersichtsartikel über psychiatrische Kostenuntersuchungen folgen deshalb in der Regel dieser Systematik (Goldberg & Jones 1980, Buchholz & Eichhorn 1987, Schwefel 1988, Mc Guire & Drummond 1993, Evers et al. 1994). Vereinzelte Ansätze, Kostenstudien nach nichtmethodischen Kriterien zu typisieren, wie sie z.B. O'Donnel (1991) mit der Kategorisierung nach den psychiatrischen Versorgungsbereichen, in denen die Studien durchgeführt werden, vornimmt, sind weniger sinnvoll, weil sie die Bedeutung der adäquaten Methodenwahl nicht ausreichend genug gewichten.

Obwohl auch heute immer noch veraltete methodische Standards in psychiatrischen Kostenuntersuchungen beklagt werden (Andreasen 1991, O'Donnell 1991, Beecham & Knapp 1992), besteht bezüglich der Angemessenheit o.g. Verfahren für Kostenstudien in der psychiatrischen Versorgung international weitgehend Konsens. Die Verfahren unterscheiden sich vor allem in den methodischen Anforderungen an die Erfassung und Operationalisierung des Versorgungsnutzens, d.h. der Ergebnisse, Leistungen oder Wirksamkeit der Versorgung.

2.2.1 Kosten-Wirksamkeitsanalyse

Bei der *Kosten-Wirksamkeitsanalyse* oder *Kosten-Effektivitätsanalyse* wird der Kosteneinsatz in monetärer Form, d.h. in der Höhe des finanziellen Aufwands der Versorgung erfaßt. In der Regel handelt es sich dabei um Fallkosten (Buchholz & Eichhorn 1987). Das Versorgungsergebnis oder der Nutzen wird durch einen dem Untersuchungsgegenstand angemessenen, in der Regel nicht-monetären Versorgungsparameter operationalisiert. Die Einheiten, in denen der Nutzen oder Ertrag der Versorgung gemessen wird, bestimmen sich durch diese Parameter, sind in der Regel aber reale Einheiten (z.B. Verbesserung von Symptomatik, Reduzierung der Aufenthaltsdauer etc.). Die Effizienz- oder Wirksamkeitsbewertung des untersuchten Systems bemißt sich an dem Grad, in dem Nutzen-Vorgaben erreicht oder Kostenlimits nicht überschritten werden. Je nachdem, ob eine Kostenreduzierung oder eine Leistungsoptimierung als Ziel der Analyse angestrebt wird, ermöglichen die Ergebnisse die Identifikation und Wahl der Behandlungsmethode oder -strategie mit den geringsten Kosten bei gleichbleibender Behandlungsgüte oder des maximalen Nutzens bei gleichbleibenden Kosten.

2.2.2 Nutzen-Kostenanalyse

In der *Nutzen-Kostenanalyse* werden im Gegensatz zur Kosten-Wirksamkeitsanalyse dagegen *alle* relevanten untersuchten Parameter (die eingesetzten Personal- und Sachmittel auf der Kostenseite sowie auf der Nutzenseite die Leistungsergebnisse) möglichst vollständig in monetären Einheiten abgebildet. Sie kommt somit den oben beschriebenen, von Marktbedingungen ausgehenden Ansätzen am nächsten. Aufgrund der direkten Vergleichbarkeit der Maßeinheiten sind hier quantitative Abwägungen von Kosten und Nutzen relativ leicht anzustellen. Dementsprechend groß ist die Attraktivität dieser Methode, allerdings stehen ihr spezifische methodische Schwierigkeiten gegenüber (s.u.).

2.2.3 Kosten-Minimierungsanalyse

Bei der *Kosten-Minimierungsanalyse* handelt es sich eigentlich nur um eine Variante der Kosten-Wirksamkeitsanalyse. Sie wird jedoch bei einer Reihe von Autoren als eigenständige Methode geführt (u.a. Evers et al. 1994). Die Methode legt das Hauptaugenmerk vor allem auf die Kostenseite der Versorgung. Wie die Bezeichnung bereits andeutet, zielt das Verfahren auf die Identifikation der kostengünstigsten Versorgungs-strategie und wird deshalb oft angewandt, wenn zwischen der kostengünstigeren Variante gleich wirksamer Behandlungsverfahren zu entscheiden ist.

2.2.4   Kosten-Nutzwertanalyse

Die *Kosten-Nutzwertanalyse* erweitert die Methodik der Kosten-Wirksamkeitsanalyse dahingehend, daß sie die Erfassung der Nutzen oder Ertragsseite über "harte" Ergebnis- oder Wirksamkeitsparameter bzw. Zielkriterien hinaus auf subjektivere und schwerer meßbare Konzepte ausdehnt. Dabei kann es sich z.B. um den Zugewinn an Lebens-qualität oder ähnliche Indikatoren handeln. In den letzten Jahren gewinnt in diesem Zu-sammenhang das standardisierte Konzept der quality-adjusted-life-years (QALY) (Drummond 1991) zunehmend an Bedeutung. Dieses Outcome-Maß integriert objektive bzw. quantitative Kriterien (durch die Versorgung oder Behandlung gewonnene, in Jahren gemessene Überlebenszeit) und subjektive bzw. qualitative (Lebensqualität), indem sie beide miteinander gewichtet.

2.3   Einsatzmöglichkeiten und Reichweite der Analysetypen

In der Forschungspraxis spielen pragmatische Abwägungen und zur Verfügung stehende Ressourcen sicherlich eine große Rolle bei Designüberlegungen und Wahl des Analyse-typs (Schwefel 1988). In der empirischen Versorgungsforschung der jüngeren Vergan-genheit ist jedoch eine deutliche Präferenz bezüglich der Kosten-Wirksamkeits-Untersu-chung zu verzeichnen. In der Literaturübersicht von Evers und Mitarbeitern (1994) z.B. dominiert dieser Untersuchungstyp eindeutig vor allen anderen (vgl. Kap.3.1). Für Knapp steht die erfolgreiche Anwendung von Nutzen-Kosten- und Kosten-Nutz-wertanalysen in der psychiatrischen Versorgung gegenwärtig erst am Anfang (ENMESH 1994). Vor- und Nachteile der jeweiligen Analysemethoden und die Angemessenheit der Methodenwahl können nicht unabhängig von der Zielbestimmung der jeweiligen Studie beurteilt werden. Einige generelle Anmerkungen sind jedoch auch ohne Kenntnis dieser Determinanten möglich.

Die *Kosten-Wirksamkeitsanalyse* ist flexibel einsetzbar und stellt für eine ganze Reihe von Untersuchungszielen einen vertretbaren Kompromiß zwischen Ansprüchen an die

Methodik und leistbarem Aufwand dar. Darin liegt ein Grund ihrer häufigen Anwendung. Die Methode erhebt nicht den Anspruch auf "comprehensiveness", d.h. der Abbildung der Gesamtversorgung und ermöglicht so auch die Untersuchung von enger umgrenzten Fragestellungen oder von Ausschnitten der Versorgung wie etwa die Effektivität einzelner Behandlungsformen. Auf der Kostenseite beschränkt der Ansatz sich auf die Erfassung der wichtigsten Kostengrößen, die in einem inhaltlich begründeten Verhältnis zu den ausgewählten Nutzen-Variablen stehen müssen. Die Auswahl der Nutzen-Indikatoren oder -parameter, die in die Wirksamkeitsberechnungen eingehen, muß besonders sorgfältig getroffen werden, da in Evaluationsstudien in der Regel eine größere Zahl von ihnen zur Verfügung steht (Schwefel 1988). Die Ausweitung der Auswahlmöglichkeiten von Nutzenkriterien, die Kosten-Wirksamkeitsanalysen bieten, geht allerdings mit einer eingeschränkten Generalisierbarkeit und Vergleichbarkeit der Ergebnisse einher.

Die wachsende Bedeutung der *Kosten-Nutzwertanalyse* ist der Entwicklung von Konzepten zu verdanken, die es ermöglichen, den mehrdimensionalen Behandlungserfolg global in einem zentralen Wert zu messen. Bestes Beispiel für solche zentralen Meßwerte ist das erwähnte Konzept der Quality Adjusted Life Years (QALYS), die den Zugewinn von symptomfreien Lebensjahren beziffern, und das Donaldson et al. (1988) und McGuire & Drummond (1993) bezüglich einer Verwendung bei Effektivitätsprüfungen der psychiatrischen Versorgung diskutieren. Andere Konzepte dieser Art, die in der Versorgung psychisch Kranker eine Rolle spielen können, sind z.B. die Fähigkeit oder der Grad, eine normative Rolle erfüllen zu können (Kriedel 1980). Bei zufriedenstellender Lösung der Operationalisierung und guter Reliabilität der Outcome-Variablen eröffnet die Kosten-Nutzwertanalyse größere Möglichkeiten des Effektivitätsvergleichs zwischen verschiedenen Behandlungssystemen, -formen oder -strategien. Dies ist jedoch nur schwer zu erreichen. Der Nachteil liegt neben den generellen Schwierigkeiten der Bildung der Globalindikatoren, sowie in den unter Umständen längeren Beobachtungszeiträumen, die für die Indexbildung notwendig sind.
Buchholz und Eichhorn (1987) sind der Meinung, daß die heterogene Struktur der gemeindenahen Versorgung psychisch Kranker am ehesten durch die *Kosten-Nutzwertanalyse* erfaßt werden kann. Der Analysetyp entspricht in forschungsstrategischer Terminologie tatsächlich am ehesten einem naturalistischen Designansatz, da er Vergleiche zwischen Objekten (Dienste, Einrichtungen, Versorgungsgebiete, Behandlungsmethoden etc.) ermöglicht, ohne absolute Zielgrößen vorzugeben. Folglich empfehlen die Autoren die Nutzwertanalyse als Methode der Wahl zur Untersuchung der Effizienz von Versorgung im heterogensten psychiatrischen Versorgungsbereich, der außerstationären Ver-

sorgung psychisch Kranker. Die entscheidende Frage ist dabei, ob sich der Ansatz so umsetzen läßt, daß er Komplexität und Systemzusammenhang moderner gemeindenaher Versorgungssysteme tatsächlich annähernd wirklichkeitsgetreu abbildet. Sie läßt sich jedoch nur anhand der Kritik konkreter Studienansätze beantworten.

In der *Nutzen-Kostenanalyse* liegt eine entscheidende Schwierigkeit darin, daß es in der Praxis methodisch äußerst schwierig ist, den (individuellen oder volkswirtschaftlichen) Nutzen, der aus medizinischer Behandlung und Betreuung resultiert, vollständig in finanziellen Größen zu beziffern. Der Vorteil eines solchen Verfahrens ist dagegen, daß die Rückführung von Nutzen und Kosten auf die gemeinsame universelle Einheit "Geld" im planerischen und administrativen Zusammenhang eine praktisch unbegrenzte Zahl von Vergleichsmöglichkeiten und Modellrechnungen eröffnet. Gleichwohl kommen ernsthafte Ansätze dieses Analysetyps nicht umhin, nichtmonetären Nutzen sowie auch versteckte indirekte Kosten in die Berechnungen einzubeziehen und die reine Abwägung von Finanzgrößen um eine Bewertung des nicht in finanziellem Gegenwert erfaßbaren Nutzens zu erweitern. Nicht-monetärer Nutzen kann so die Verbesserung des Krankheitsstatus bei gleichbleibendem Versorgungsbedarf sein, eine bessere soziale Anpassung, Verbesserung des subjektiven Lebensgefühls etc. Die Nutzen-Kostenanalyse von Weisbrod et al. (1980) z.B. bezieht solche Größen in ihre Beurteilung eines umfassenden Programms gemeindenaher Versorgung in Chicago mit ein, indem sie bei Patienten dieses Programms größere nicht-monetäre Nutzeffekte nachweist als bei Patienten, die in traditionellen krankenhausgestützten Versorgungsformen behandelt werden. Nicht-monetären Nutzen integrieren auch Goldberg & Jones (1980) in ihren Vergleich der Kosten der Behandlung Schizophrener in einem psychiatrischen Krankenhaus mit der Behandlung in einer psychiatrischen Abteilung eines Allgemeinkrankenhauses. Sie kamen zu dem Ergebnis, daß für Gesellschaft, Patienten und Angehörige eine Behandlung in einer psychiatrischen Abteilung ökonomische und nicht-monetäre Vorteile gegenüber der im psychiatrischen Krankenhaus aufweist.

Bei der *Kosten-Minimierungsanalyse* besteht die Gefahr der Vernachlässigung der Untersuchung der Nutzenseite der Versorgung. McGuire und Drummond (1989) weisen darauf hin, daß die Gefahr der Instrumentalisierung der Ergebnisse von Kosten-Minimierungsanalysen für politisch motivierte Interessenlagen (Kostendämpfungen, geringe Investitionsneigungen) vor allem dann droht, wenn die Erfassung und Bewertung von Versorgungsergebnissen weniger streng gehandhabt wird. Insbesondere monetär nur schwer erfaßbarer Nutzen läuft Gefahr unberücksichtigt zu bleiben.

Die Wahl des geeigneten Analyseverfahrens wird durch ein in den letzten Jahren deutliches Anschwellen der Methodenliteratur unterstützt. Sie reicht von einfachen Checklisten bis zu umfangreichen Handbüchern (Drummond 1980, Leidl 1988, Schwefel 1988, Knapp & Beecham 1990, Andreasen 1991, Beecham & Knapp 1992, McGuire & Drummond 1993, Netten & Beecham 1993, Evers et al. 1994). Das Wachsen der Methodenliteratur ist gleichermaßen ein Beleg für die Komplexität der Materie wie auch für den Bedarf nach methodisch korrekten empirischen Kostenuntersuchungen.

Da es sich bei psychiatrischen Kostenanalysen um ein vergleichsweise noch junges Forschungsgebiet handelt, sind Qualitätskriterien genügende Studien noch keinesfalls die Regel. Solange sich ein allgemein verbindlicher ökonomischer Methodenkanon in der psychiatrischen Versorgungsforschung noch nicht in dem Maße durchgesetzt hat wie in Disziplinen mit längerer Forschungstradition, plädiert Knapp z.B. für den stärkeren Einbezug von Gesundheits-Ökonomen in psychiatrische Kostenstudien (ENMESH 1994). Allerdings sind von gesundheitsökonomischer Seite auch durchaus tröstliche Stimmen zu vernehmen, die die wirtschaftswissenschaftlichen Hürden als nicht so hoch bezeichnen, wie sie Nicht-Ökonomen auf den ersten Blick erscheinen mögen (Allen & Beecham 1993).

2.4   Kostenarten

Bei der Wahl des geeigneten Studiendesigns, der Beurteilung der Qualität von Kostenuntersuchungen und der Interpretation von Kostendaten stellt die semantische Vieldeu-
tigkeit des Kostenbegriffes ein großes Problem dar. Stets besteht bei allen Kostenanalysen einer der ersten Schritte darin zu klären, was unter 'Kosten' im jeweiligen Kontext
subsumiert wird. In empirischen Studien werden Kosten definitorisch determiniert durch

- forschungsstrategische Aspekte, die durch den Blickwinkel bzw. das For-
  schungsziel des Untersuchers festgelegt werden,
- methodische Aspekte, die die Kostenarten und -bereiche technisch umgrenzen,
  die in die Untersuchung einbezogen werden.

Die Wahl des Blickwinkels ist grundlegend. Je nach Standpunkt und Sichtweise des Be-
trachters kann sich das Verständnis dessen, was unter Versorgungskosten im Gesundheitswesen zu verstehen ist, erheblich unterscheiden. Gesundheitspolitiker und Epide-
miologen verstehen meist unter Kosten einer Erkrankung die volkswirtschaftlichen oder
gesellschaftlichen Gesamtkosten. Versorgungsplaner und Angehörige der Gesundheitsadministration sehen Kosten meist unter Budgetaspekten und beziehen sich auf die Gesamtkosten der medizinischen und sozialen Versorgungsleistungen eines Versorgungsgebietes oder einer Patientengruppe. Für Einrichtungs- und Finanzierungsträger gilt eine
ähnliche Betrachtungsweise, wobei für diese jedoch hauptsächlich die Kosten des eigenen
Verantwortungsbereiches zählen. Patienten und Angehörige werden unter Versorgungskosten dagegen vor allem die durch die Erkrankung entstehenden direkten, durch Kran-
kenversicherungen und andere Kostenträger nicht rückvergüteten finanziellen Belastungen verstehen.
Der Blickwinkel, aus dem eine Kostenanalyse vorgenommen wird, ist angesichts dieser
Vielfalt der Interessenlagen und den damit verbundenen Konsequenzen für den Kostenbegriff stets anzugeben (Evers et al. 1994, Weisbrod et al. 1980). Erst durch die klare
Deklarierung des Standortes des Untersuchers werden Gültigkeitsrahmen und Interpreta-
tionsspielraum der Ergebnisse eingegrenzt und abschätzbar. Im folgenden werden die
wichtigsten Kostenbegriffe und -konzepte vorgestellt und die damit verbundenen Implikationen und Probleme für Kostenanalysen in der Psychiatrie diskutiert.

2.4.1   Volkswirtschaftliche Gesamtkosten

Volkswirtschaftliche oder gesellschaftliche Gesamtkosten werden mit der Absicht berechnet, sämtliche durch eine Erkrankung verursachte Kosten zu erfassen. Sie sollen die
vollständigen finanziellen Folgebelastungen für die Volkswirtschaft transparent machen.
Dieser im englischsprachigen Raum weit verbreitete und als 'Cost of Illness-Concept'
(Smith et al. 1995) bezeichnete Ansatz hat auch in der Psychiatrie zu Gesamtkostenab-
schätzungen der wichtigsten Krankheitsbilder geführt, wie z.B. bei der Depression
(Santiago 1993, Greenberg et al. 1993), bei den affektiven Störungen (Wyatt & Henter
1995) und natürlich auch bei der Schizophrenie (s. u. sowie Kap.3.1).
Zu den volkswirtschaftlichen Gesamtkosten einer Erkrankung zählen die *direkten* Ver-
sorgungs- und Behandlungskosten sowie erweiterte, als *indirekte* Kosten bezeichnete
finanzielle Aufwendungen und Belastungen (s.u.). Die Berechnung volkswirtschaftlicher
Gesamtkosten einer Erkrankung ist aufgrund der vielfach notwendig werdenden Schätzungen im indirekten Kostenbereich mit großen Unsicherheiten behaftet. Vor allem bei
psychischen Störungen ist dies der Fall, es trifft aber auch auf Erkrankungen im körpermedizinischen Bereich zu. Während vor allem in den USA das Konzept der Berechnung
volkswirtschaftlicher Gesamtkosten psychischer Störungen verfolgt wird (Rice et al.
1992, Wyatt 1994), hält z.B. Knapp (1991) in Großbritannien den Nutzen solcher Versuche für sehr begrenzt, bzw. bezweifelt die Validität der Ergebnisse ganz. Der Vorteil
des Ansatzes ist aus der Sicht der Leistungserbringer in der psychiatrischen Versorgung
trotz der Fehlerquellen vor allem darin zu sehen, daß damit verhindert werden kann, etwaige Reduzierungen von direkten Versorgungskosten voreilig als Einsparungen zu
interpretieren, da zumindest theoretisch die Identifikation von Kostenverschiebungen in
andere Bereiche möglich wird (z.B. zu Lasten der Patienten und Angehörigen oder zu
Lasten anderer Sektoren des Gesundheits- oder Sozialsystems).

2.4.2   Direkte Kosten

Die Kosten, die im Rahmen der spezialisierten Versorgung durch die Leistungen und
Maßnahmen von Versorgungseinrichtungen oder -diensten anfallen, werden als *direkte*
Kosten bezeichnet. Direkte Versorgungskosten dürfen jedoch nicht mit den Preisen der
Versorgung gleichgesetzt werden (Goldberg & Jones 1980, Knapp 1993). Direkte Ver-
sorgungskosten bestehen nicht nur aus den Tarifen, Pflegesätzen und Gebühren für die
Leistungen, die von den Kostenträgern erstattet werden, sondern sie stellen die Summe

ganz unterschiedlicher Kostenarten dar. Insbesondere sind *Kapitalkosten* sowie *laufende Kosten* von Versorgungseinrichtungen zu den direkten Versorgungskosten zu zählen. Zu den Kapitalkosten psychiatrischer Einrichtungen gehören vor allem Gebäudekosten, wie Mieten und Abschreibungen (in diesem Kontext jedoch ohne investive Kosten wie sie beim Neubau von Gebäuden oder beim Erwerb von Grundstücken entstehen), während die laufenden Kosten vor allem aus Personalkosten (Bruttolohnkosten mit Steuern und Arbeitgeberanteilen), Verwaltungskosten und Sachkosten (Behandlungsmaterialien, Medikamente, Büro-, Labor-, Fahrtkosten etc.) bestehen.

Der Anteil der direkten Versorgungskosten an den volkswirtschaftlichen Gesamtkosten psychischer Störungen bewegt sich nach einer jüngeren Zusammenstellung US-amerikanischer Studien von Rice und Mitarbeitern (1992) zwischen 20% und 64,6%, wobei der weitaus größte Teil (10 von 13) der analysierten Untersuchungen direkte Kostenanteile zwischen 42% und 51% aufwiesen. Die direkten Kostenanteile der Schizophrenie scheinen dagegen deutlich niedriger zu liegen, was auf die Schwere des Krankheitsbildes und die daraus erwachsenden hohen Sekundärbelastungen hinweist. Gunderson und Mosher (1975) errechneten in den USA direkte Kostenanteile zwischen 17-20% an den Gesamtkosten der Schizophrenie. Wyatt (1994) ermittelte 1991 einen Anteil von ca. 27%. Von Fischer und Barrelet (1987) in der Schweiz errechnete Werte bewegten sich in ähnlichen Höhen. Die relativ großen Variationsbreiten der direkten Kostenanteile in diesen Studien gehen dabei vor allem zu Lasten der Schwierigkeiten bei der Erfassung der indirekten Kosten.

Konzeptuelle Uneinheitlichkeit besteht bei der Erfassung direkter Versorgungskosten häufig bezüglich des Einbezugs psychiatrischer und mit der psychiatrischen Behandlung direkt verbundener körpermedizinischer Leistungen von Allgemein- und anderen nicht-psychiatrischen Fachärzten, da diese Berufsgruppen nicht zum eigentlichen psychiatrischen Kernfeld zählen. In vielen Kostenstudien ist nicht eindeutig geklärt, ob diese Anteile überhaupt erfaßt sind, bzw. wenn dies zutrifft, ob sie zu den direkten oder indirekten Kosten der Versorgung gezählt werden. Prinzipiell gehören diese Kostenanteile jedoch zu den direkten Versorgungskosten. Im Jahre 1992 erbrachten allein die niedergelassenen Allgemeinärzte in den alten Bundesländern in Deutschland ca. 47% aller psychiatrischen Leistungen in der außerstationären Versorgung (ZI für die kassenärztliche Versorgung 1994). Die Nichtberücksichtigung dieses erheblichen Anteils würde die direkten Kostenanteile psychischer Störungen ganz erheblich verzerren.

Das Problem der Kosten der körpermedizinischer Behandlungen bei psychisch Kranken ist dagegen komplexer. Psychische und somatische Störungen treten häufig in Komorbidität auf, und oftmals kann ein kausaler Zusammenhang nicht eindeutig geklärt werden. Eine neben der psychiatrischen Versorgung stattfindende gleichzeitige körpermedizinische Behandlung erhöht die Versorgungskosten generell, eine psychiatrische Behandlung kann jedoch unter Umständen gleichzeitig auch körpermedizinische Behandlungskosten senken. Bezüglich der Zuordnung zu den Kostenarten sollten deshalb die Kosten körpermedizinischer Behandlungen zu den direkten psychiatrischen Versorgungskosten gerechnet werden, wenn die körperliche Symptomatik in eindeutig feststellbarem direktem Zusammenhang mit der psychischen Störung steht. Dies wäre z.B. bei der Wundversorgung aufgrund suizidalem Verhaltens eines psychisch Kranken der Fall. Die Kosten der Behandlung von der psychischen Grundstörung unabhängiger somatischer Erkrankungen zählen dagegen nicht zu den direkten Kosten der psychiatrischen Versorgung.

Neben diesen konzeptionellen und definitorischen Schwierigkeiten bereitet die Erfassung der direkten Kapital- und Sachkosten in der psychiatrischen Versorgung ganz erhebliche praktische Probleme. Sie werden u.a. durch die Einrichtungs- und Trägervielfalt und den damit verbundenen heterogenen Entgeltverfahren und Finanzierungs- und Abrechnungspraktiken der Dienste verursacht. Schwierig ist z.B. die Identifikation versteckter Kosten bei Mehrfachträgerschaften von Diensten oder bei der Übernahme von Verwaltungsarbeiten und -kosten durch übergeordnete Träger. Supervisionen gehören ebenfalls zu den direkten Versorgungskosten, werden aber häufig nicht als solche verbucht, da die Leistung nicht am Patienten erbracht wird, sondern an Angehörigen des Hilfesystems. Problematische Bereiche sind weiterhin die Leistungen von Gemeindeschwestern, Beiträge von Bürger- und Laienhelfern, Kosten von Zivildienstleistenden, Patientenbeiträge zu Fahrtkosten usw. (Allen & Beecham 1993). Neben der Gefahr der Nichtberücksichtigung solcher Kostenbereiche besteht auf der anderen Seite die Gefahr von Doppelzählungen oder -berechnungen (z.B. Patientenbeiträge zur Miete, wenn die Gebäudemieten bzw. -abschreibungen bereits berücksichtigt worden sind).

Ebenfalls zu berücksichtigen sind die *Erträge*, die durch die Versorgung psychisch Kranker erwirtschaftet werden. Zu nennen sind hier die Erlöse, die durch Arbeitsleistungen der von Patienten in beschützten Werkstätten, Selbsthilfefirmen oder anderen Formen rehabilitativer Arbeit erzielt werden. Auch wenn diese in den allermeisten Fällen in keinem bedeutsamen Verhältnis zu Kosten und Aufwendungen der Versorgung stehen, sollten sie vor allem in die Berechnung gesellschaftlicher Gesamtkosten einer psychiatrischen Erkrankung oder deren Versorgung integriert werden.

Auf die praktischen Schwierigkeiten bei der Kostenermittlung wird bei der Darstellung der im Rahmen der vorliegenden Untersuchung durchgeführten Kostenermittlung näher eingegangen (siehe Kap.2.5 u. 5.1).

2.4.3   Indirekte Kosten

Indirekte Kosten einer Erkrankung sind alle diejenigen Kosten, die durch die jeweilige Erkrankung verursacht werden, aber nicht im unmittelbarem Zusammenhang mit der Behandlung oder Versorgung anfallen. Bei psychischen Störungen zählen zu den indirekten Kosten vor allem

- durch die Krankheit verursachte Ausgaben des Sozialsystems (Sozialhilfen und vergleichbare Leistungen),
- Produktivitätsverluste durch Morbidität und Mortalität der Patienten,
- Sekundärbelastungen von Familienmitgliedern und Angehörigen,
- Folgekosten des Polizei- und Justizapparates,
- Ausgaben für Forschung.

Bei den indirekten Kosten kommt im Falle der Schizophrenie die größte Bedeutung dem morbiditäts- und mortalitätsbedingten *Produktivitätsverlust*, d.h. dem Ausfall an Arbeitskraft der Betroffenen zu. Bei frühem durchschnittlichen Ersterkrankungsalter und weitgehend chronischem Verlauf der Schizophrenie ist der Produktivitätsverlust für die Volkswirtschaft sehr hoch. Wyatt et al. (1995) beziffern die Kosten des Ausfalls an Arbeitskraft der Patienten bei der Schizophrenie auf ca. das Doppelte der direkten Versorgungskosten. Der vor allem durch Suizide verursachte mortalitätsbedingte Produktivitätsausfall macht dabei allein ca. 18-20% des gesamten Produktivitätsverlustes aus.
Unter dem Eindruck der zunehmenden Arbeitslosigkeit in der Gesamtbevölkerung wird in den letzten Jahren vereinzelt dafür plädiert, Produktivitätsverluste durch chronische psychische Störungen nur als hypothetische volkswirtschaftliche Größe anzusehen und in die Berechnung gesellschaftlicher Gesamtkosten nicht mehr einzubeziehen. Solche Überlegungen rühren jedoch an die Grundfesten des Konzeptes der Rehabilitation psychisch Kranker und sollten grundsätzlich verworfen werden.

Die *finanziellen Eigenleistungen der Patienten und ihrer Angehörigen* sowie die *Einkommensverluste von Angehörigen* durch Pflege- und andere Versorgungsleistungen an kranken Familienmitgliedern tragen ebenfalls erheblich zu den indirekten Kosten bei.

Einkommensverluste von Familienmitgliedern schizophrener Patienten werden in den USA als ebenso hoch wie die Produktivitätsverluste durch Suizide der Patienten geschätzt (Wyatt et al. 1995). Die direkten finanziellen Eigenleistungen von Patienten und Angehörigen sind ebenfalls bedeutsam. Bei der Erfassung aller Ausgaben für die psychiatrische Versorgung des Oberbergischen Kreises in Deutschland während eines Jahres (BMJFG 1986) erhöhten sich die direkten Versorgungskosten der allgemeinpsychiatrischen Dienste (sog. 'Kernbudget') von jährlich 26,7 Mio. DM durch die Hinzunahme der Eigenanteile und Selbstzahlungen von Patienten und Angehörigen ('erweitertes Budget') um ca. 25% auf 33,3 Mio. DM. Wegen der Schwierigkeit der direkten Erfassung finanzieller familiärer Belastungen wird als praktikabler Schätzwert in der jüngsten Zeit der finanzielle Ausgleich vorgeschlagen, den Pflegefamilien ('foster families') im Rahmen der psychiatrischen Familienpflege für die Betreuung psychisch Kranker erhalten (Pellet et al. 1995).

Eine Reihe von Autoren (Andreasen 1991, O'Donnell 1991) zählen den subjektiven Leidensdruck und den *Verlust an Lebensqualität* von Patienten und Angehörigen ebenfalls zu den gesellschaftlichen Kosten psychischer Störungen. Die Schwierigkeit der Umsetzung des Verlusts an Lebensqualität oder des psychischen Anteils familiärer Belastungen ('family burden') in finanzielle Größen sind allerdings noch weitaus größer als bei der Erfassung der direkten finanziellen Belastungen von Patienten und Angehörigen und methodisch nur noch sehr schwierig zu bewältigen.

Die durch psychische Störungen verursachten *Folgekosten des Justiz- und Polizeiapparates* können ebenfalls erheblich sein. Damit sind vor allem die Kosten der Einsätze der Polizei bei krankheitsbedingt auf- bzw. straffälligem Verhalten von psychisch Kranken sowie Gerichts-, Strafverfolgungs- und Strafvollzugskosten gemeint.
Solche Kosten werden vor allem in US-amerikanischen Studien abgeschätzt. Nach Rice und Mitarbeitern (1992) trugen sie im Jahre 1985 mit ca. 1,6% zu den durch psychische Störungen verursachten gesellschaftlichen Gesamtkosten bei, während es bei der Schizophrenie im Jahre 1991 ca. 3% waren (Wyatt 1994). Strittig ist hierbei die konzeptuelle Zuordnung der Kosten von forensisch-psychiatrischen Behandlungen, die einerseits zu den direkten Versorgungskosten zu zählen sind, da die entsprechenden Leistungen vom psychiatrischen Versorgungssystem erbracht werden, andererseits aber auch der Justizapparat mit Verwaltungskosten und u. U. durch die Bereitstellung von Behandlungsräumlichkeiten (etwa in Justizvollzugsanstalten) involviert ist.

2.4.4   Kosten der Einrichtungs- und Finanzierungsträger

Für Einrichtungs- und Finanzierungsträger stehen vor allem Fragen der Kostenträgerschaft im Vordergrund. Damit wird den Versorgungskosten eine neue Dimension hinzugefügt, die das Problemfeld deutlich verkompliziert. Im oben beschriebenen Sinne zur Anwendung kommende Kostenbegriffe zielen auf die Gesamtversorgung, ohne daß sie Pakete von an sich gleichen Versorgungsleistungen nach unterschiedlichen Leistungserbringern oder Finanzierungsträgern selektieren. Diskutieren dagegen Trägerorganisationen Kostenstrukturen, orientieren sie sich vor allem an etwaigen finanziellen Mehrbelastungen oder Einsparungen für den eigenen Verband, die mit Reformprogrammen und -maßnahmen verbunden sind.

Dies zeigt z.B. eine Modellrechnung, die im Rahmen des Berichtes der Expertenkommission der Bundesregierung zur Reform der Versorgung im psychiatrischen und psychotherapeutischen Bereich (BMJFFG 1988) ausgearbeitet wurde. Nach dieser Modellrechnung führte die Schließung einer 20-Bettenstation eines Landeskrankenhauses des Landschaftsverbandes (LV) Rheinlandes durch den Wegfall der Pflegesatzeinnahmen für den Einrichtungsträger zu einem Einnahmeverlust und betriebswirtschaftlichen Mehrkosten von ca. 900.000 DM pro Jahr. Dem Kostenträger, der überörtliche Sozialhilfeträger (der, um die Sache noch komplizierter zu machen, in diesem Beispiel mit dem Einrichtungsträger, dem LV Rheinland, identisch war), brachte die Schließung eine Kostenersparnis oder einen 'Ertrag' von ca. 800.000 DM jährlich, wobei der Kostenträger allerdings die Kosten für die Heimunterbringung der enthospitalisierten Patienten tragen mußte. Dies machte bei zehn einer beschützten Unterbringung bedürftigen Patienten 365.000 DM aus und reduzierte somit den 'Ertrag' des Kostenträgers um diese Summe. Dem örtlichen Sozialhilfeträger (als für die Finanzierung der außerstationären Versorgung außerhalb der Wohnheime verantwortlicher Kostenträger) entstanden gleichzeitig Unterhaltskosten von ca. 100-150.000 DM für die verbleibenden zehn in offene Wohnformen entlassene Patienten, die er vorher nicht erbringen mußte.

Insgesamt blieb die berechnete Kostensumme der Enthospitalisierung dabei unter den laufenden Kosten der geschlossenen Krankenhausstation. Aus der Modellrechnung wurde somit die Durchführbarkeit und Rentabilität von Reformmaßnahmen "auch unter den Bedingungen knapper finanzieller Ressourcen" (BMJFFG 1988) abgeleitet. Fraglich bleibt jedoch, ob in der Rechnung auf der Seite der Einsparungen durch das Enthospitalisierungsprogramm die neu entstandenen Kosten der ambulantpsychiatrischen Versorgung der Patienten, z.B. durch niedergelassene Psychiater usw., adäquat und vollständig berücksichtigt wurden, die vorher durch die Komplettversorgung des Landeskrankenhauses abgedeckt waren.

Die Expertenkommission selbst schloß aus dieser Modellrechnung, daß bei Kostenträgern ein nur minimales Interesse für Reformmaßnahmen besteht, wenn damit nicht ein Wechsel der Kostenträgerschaft und eine Entlastung der eigenen finanziellen Verantwortung verbunden ist (BMJFFG 1988). Darüber hinaus verdeutlicht das Beispiel, daß Kostenberechnungen, die von Kostenträgern angestellt werden, die Gefahr bergen, die Definition von Versorgungskosten auf die Haushalte der beteiligten Organisationen und Körperschaften zu verengen oder an der jeweiligen Interessenlage auszurichten. Dabei verwendete Begriffe wie 'Einsparungen' oder 'Erträge' suggerieren dabei reale Kostenveränderungen, die sich jedoch unter dem Blickwinkel der Gesamtversorgung lediglich als Transferzahlungen oder Kostenverlagerungen in andere Haushalte oder Versorgungsbereiche erweisen.

Eine empirische Analyse von Gesamtkosten der Versorgung von bestimmten Patientengruppen oder eines Versorgungsgebietes muß sich deshalb um die Ermittlung der tatsächlichen Kosten bemühen. Um Kostenverschiebungen und Transferleistungen zu erfassen und adäquat einordnen zu können, kann die Ermittlung und Definition von Versorgungskosten nicht auf Trägerebene durchgeführt werden. Die Notwendigkeit des Einbezugs *aller* erbrachten Leistungen und Maßnahmen macht ihre Erfassung auf Patientenebene erforderlich (Allen & Beecham 1993).

2.4.5 Grenz- und Opportunitätskosten

Im Rahmen von Kostenanalysen psychiatrischer Versorgungsleistungen sollten von der Methodik her gesehen die Grenz- und Opportunitätskosten ("long run marginal opportunity costs") ermittelt bzw. betrachtet werden (Schwefel 1988, Knapp & Beecham 1990). Das Konzept der Opportunity Costs oder Opportunitätskosten soll sicherstellen, daß neben den Kosten der konkret untersuchten Einheiten auch die Kosten möglicher Produktionsalternativen erwogen und in die Investitionsentscheidung einbezogen werden. Investitionen in eine bestimmte Ressource oder einen bestimmten Produktionssektor bedeuten, daß diese Mittel nicht mehr für andere, theoretisch mögliche Ressourcen oder Sektoren zur Verfügung stehen. Die Erträge, die bei der Investition in einem anderen Sektor hätten erzielt werden können, stellen die Opportunitätskosten der tatsächlichen Investition dar. In der gemeindepsychiatrischen Versorgungspraxis bestehen jedoch anders als in herkömmlichen industriellen Produktionsbereichen erhebliche Schwierigkeiten, die 'Erträge' alternativer Produktionsweisen oder Investitionen, d.h. den Nutzen möglicher Versorgungsalternativen zu quantifizieren. Der gesamte Untersuchungsansatz der vorliegenden Studie ist als Versuch anzusehen, diese Schwierigkeiten auf empirischer Ebene anzugehen.

Grenzkosten oder Marginal Costs sind allgemein die Mehrkosten, die bei Vergrößerung der Produktionsmenge innerhalb eines Betriebes oder Produktionsvorganges für die Herstellung einer zusätzlichen bzw. der letzten Produktionseinheit entstehen (Gabler 1990). Grenzkosten unterscheiden sich von den Durchschnittskosten der Produktionseinheit dadurch, daß sie die bei jeder Produktionseinheit in gleichem Maße zu Buche schlagenden fixen Kosten (Kapitalkosten, Verwaltungskosten usw.) anders gewichten als dies bei den Durchschnittskosten geschieht. Wenn die fixen Kosten eines Produktionsvorganges steigen oder generell hoch sind, senkt dies die Grenzkosten.

In der Gesundheitsversorgung können je nach Untersuchungsansatz als 'Produktionseinheiten' u.a. Fälle, Behandlungstage oder Versorgungsmaßnahmen in Frage kommen. Betrachtet man Versorgungskosten auf Patientenebene, wie beim Kernansatz der vorliegenden Untersuchung, so handelt es sich bei den 'Produktionseinheiten' um Patienten. Grenzkosten sind in diesem Falle die Mehrkosten zu den bestehenden Gesamtkosten der Versorgung, die durch den Einbezug eines weiteren Patienten in die jeweilige Versorgungseinrichtung oder das Versorgungssystem verursacht werden.

Für enger umgrenzte Untersuchungsgebiete in der Gesundheitsversorgung, wie z.B. einzelne Einrichtungen oder Dienste, ist das Prinzip der Grenzkostenermittlung theoretisch durchführbar. Sollen jedoch mehrere Dienste gleichzeitig oder ganze Versorgungsnetze analysiert werden, erweist sich die Vorgehensweise als zu komplex. In der psychiatrischen Versorgungsforschung wird aufgrund dieser methodischen Schwierigkeiten weitgehend mit Durchschnittskosten pro Patient operiert. Im internationalen Kontext haben mit den Gegebenheiten der psychiatrischen Versorgung vertraute Gesundheitsökonomen die Rechtmäßigkeit dieser Vorgehensweise untersucht und bestätigt. Sie kamen zu dem Ergebnis, daß Kostenberechnungen und -analysen auf der Grundlage durchschnittlicher jährlicher direkter Gesamtkosten einer psychiatrischen Versorgungseinrichtung (unter Einbezug der Kapital- und Verwaltungskosten) die langfristigen Grenzkosten der Versorgung psychisch Kranker weitgehend abbilden (Goldberg & Jones 1980, Knapp & Beecham 1990).

Aufgrund dessen wurde bei der Kostenermittlung und -analyse der vorliegenden Untersuchung ebenfalls weitgehend auf die Berechnung von Durchschnittskosten pro Patient zurückgegriffen.

2.5   Kostenermittlung

Für alle Typen von Effizienzstudien (vgl. Kap.2.2), die die Evaluation der Kosten der Versorgung psychisch Kranker zum Ziel haben, gilt, daß die Erfassung der Versorgungskosten so nah wie möglich an der individuellen, d.h. der Patienten-/Klientenebene erfolgen muß, wenn die Untersuchung Qualitätskriterien genügen soll (Allen & Beecham 1993). Angesichts der vielschichtigen, sich von Patient zu Patient deutlich unterscheidenden Maßnahmepakete in der Versorgung psychisch Kranker ist die Kostenermittlung deshalb auf möglichst detaillierte Inanspruchnahmedaten angewiesen. Schematisch betrachtet kommen bei diesem Ansatz zwei Erhebungsschritte zur Anwendung:

- die Ermittlung von Versorgungs- bzw. Inanspruchnahmedaten auf Patientenebene,
- die Quantifizierung der Kosten aller Leistungen und Maßnahmen der im Rahmen dieser Inanspruchnahme frequentierten Dienste und Einrichtungen.

Diese Daten werden dann in einem dritten Schritt kombiniert, um die Kosten vollständiger Versorgungspakete oder -leistungen auf Patientenebene abzubilden.

2.5.1 Inanspruchnahmemessung

Die Erfassung der Inanspruchnahme von Versorgungsleistungen auf Patientenebene ist in der Psychiatrie durch die Vielfalt der beteiligten Gesundheits- und Sozialdienste generell ein schwieriges Vorhaben. Patientenbezogene Informationen über die Inanspruchnahme psychiatrischer Einrichtungen und Dienste können aus zwei Quellen erlangt werden:
- vom Inanspruchnehmer, d.h. dem Patienten selbst
- von den in Anspruch genommenen Einrichtungen.

Eine Möglichkeit, psychiatrische Einrichtungen als Datenquelle zu nutzen, ist das Fallregister, d.h. eine zentrale Stelle, an die alle oder ein Teil der Einrichtungen eines Versorgungsgebietes auf standardisierte Weise Inanspruchnahmedaten ihres Klientels melden. Mit Fallregisterdaten lassen sich die Behandlungswege eines Patienten auch und gerade in fragmentierten psychiatrischen Versorgungssystemen mit vergleichsweise geringem Aufwand beobachten und dokumentieren. Die Gefahr von Doppel- und Mehrfachzählungen, eine der häufigsten Fehlerquellen bei psychiatrischen Inzidenz- und

Prävalenzraten, wird durch die Personenbezogenheit der Meldungen vermieden (Craig & Kovasznay 1988). Die kumulative Sammlung von Fallregisterdaten bietet sehr günstige Voraussetzungen für eine Vielzahl evaluativer und epidemiologischer Untersuchungen (Häfner & an der Heiden 1986).

Während Fallregister in der psychiatrischen Versorgungsforschung international eine bedeutende Rolle spielen (ten Horn et al. 1986, Häfner & an der Heiden 1986), machen in Deutschland die strengen Datenschutzvorschriften eine Nutzung unmöglich. In Mannheim wurde das über einige Jahre hinweg aufgebaute kumulative psychiatrische Fallregister auf Anweisung des Datenschutzbeauftragten des Landes zu Beginn der achtziger Jahre geschlossen. Einrichtungsübergreifende Inanspruchnahmedaten müssen somit in Deutschland für das jeweilige Vorhaben gesondert und direkt am einzelnen Patienten oder an den einzelnen Einrichtungen erhoben werden.

In den letzten Jahren wurden eine Reihe von Instrumenten entwickelt, mit denen die tatsächlich erbrachten psychiatrischen Versorgungsleistungen pro Patient für alle Einrichtungstypen des außerstationären und rehabilitativen Sektors in hinreichender Detailgenauigkeit erfaßt werden können. Unter anderem zählen hierzu das 'Integrierte Dokumentationssystem der Nachfrage nach medizinischer und sozialer Nachsorge' (Klug & an der Heiden 1980, an der Heiden & Krumm 1985), die 'Zeit-Budget Analyse für chronisch Kranke' (Potthoff et al. 1988), das 'Client Service Receipt Interview - CSRI' (Beecham & Knapp 1992) sowie um das 'Mannheim Service Recording Sheet - MSRS' (Salize & Rössler 1994).

Während bei Zeit-Budget-Analysen der sehr zeit- und personalintensive Ansatz verfolgt wird, neben Behandlungs- und Betreuungsleistungen auch sonstige relevante Alltagsaktivitäten von Patienten nach Inhalt und Dauer zu dokumentieren, konzentrieren sich die beiden letztgenannten Instrumente auf die Registrierung erbrachter Versorgungsleistungen und wahren dabei das Gleichgewicht zwischen Detailgenauigkeit und leistbarem Erhebungsaufwand. Beide Instrumente sind prospektiv einsetzbar. Sie fragen die Informationen direkt an den Versorgungseinrichtungen ab und umgehen damit die Unsicherheiten und Unwägbarkeiten von retrospektiven Patientenbefragungen. Das CSRI hat vor allem in Großbritannien in einer Reihe umfangreicher Untersuchungen mit teilweise sehr großen Patientenpopulationen Anwendung gefunden (Renshaw et al. 1988, Marks et al. 1988, Knapp et al. 1990, Melzer et al. 1991, Hallam et al. 1994). In der vorliegenden Untersuchung wurde das eigens für die übergeordnete Rahmenstudie entwickelte MSRS verwendet (vgl. Kap.4.3). MSRS wie auch CSRI lösen sich von der bloßen Kontaktdokumentation zwischen Patienten und Versorgungseinrichtungen, indem sie die in der spezialisierten psychiatrischen Versorgung vorkommenden Versorgungsleistungen in einen standardisierten Maßnahmekatalog fassen, der potentiell auf alle psychiatrischen Einrichtungen und Diensttypen anwendbar ist. Mit solchen Maßnahmekategorien sind universale *Versorgungselemente* definiert, die einerseits universal auf unterschiedliche psychiatrische Versorgungsdienste und -einrichtungen anwendbar sind, andererseits aber die Versorgungsrealität hinreichend spezifisch genug abbilden. Diesen Elementen können als kleinste Versorgungseinheiten Kosten zugeordnet werden.

2.5.2   Bestimmung von Versorgungselementen

Das Mannheim Service Recording Sheet unterscheidet die Behandlungs- und Betreuungsmaßnahmen im Rahmen der psychiatrischen Versorgung in die Kategorien bzw. Elemente

- Problembestimmung/Diagnostik
- Maßnahmen, gerichtet auf die sozialen Lebenszusammenhänge und Kontakte
- Maßnahmen im Zusammenhang mit Wohnen und Unterbringung
- Maßnahmen im Zusammenhang mit Arbeit und Beschäftigung
- Unterstützung bei oder Übernahme von Alltagsaufgaben des Patienten
- Allgemeine Beratung und Sozialhilfen
- Psychotherapeutische und psychologische Maßnahmen
- Biologisch-psychiatrische Maßnahmen (z.B. neuroleptische Medikation)
- Nichtpsychiatrisch-medizinische Maßnahmen (somatische Behandlungen im Zusammenhang mit der psychischen Störung)
- Krisenintervention
- Arbeitsrehabilitative Maßnahmen

Für jeden einzelnen Behandlungskontakt wird zudem gesondert registriert
- ob er im Rahmen eines Hausbesuches stattfand,
- der Umfang der Zusammenarbeit/Koordination mit anderen Einrichtungen.

Bei jedem Kontakt eines Patienten zu einer Einrichtung werden neben dem Kontaktdatum sowie dem Namen und Diensttyp der in Anspruch genommenen Einrichtung alle im Rahmen des Kontaktes geleisteten Versorgungsmaßnahmen nach obigem Schema registriert. Bei prospektiver Anwendung ergibt sich so eine lückenlose Dokumentation des Weges, den ein Patient durch das Netzwerk von Diensten und Einrichtungen der gemeindenahen Versorgung nimmt, die gleichermaßen Ausmaß (Zahl und zeitliche Abfolge der Kontakte) und Inhalte der Versorgungsleistungen (Zahl und Art der Behandlungs- und Betreuungsmaßnahmen pro Kontakt) erfaßt.

Eine solche Dokumentation ist eine notwendige Voraussetzung für eine einrichtungs-übergreifende Ermittlung von Versorgungskosten auf der Basis individueller Inanspruchnahmemuster. Die Nutzung von universalen und standardisierten Versorgungselementen ist dabei zugleich ein Beitrag, die begrifflichen Ungenauigkeiten beim Vergleich von Versorgungsangeboten bzw. -leistungen zwischen verschiedenen Regionen zu überwinden. Auch in der internationalen Versorgungsforschung hat dieses Defizit zur Entwicklung von Instrumenten geführt, die sich um die inhaltliche Übereinstimmung der Kategorien in der Maßnahmen- und Leistungsbeschreibung bemühen. Eines dieser Instrumente ist die 'International Classification of Mental Health Care - ICMHC' (de Jong 1993), die in Zusammenarbeit mit der WHO erstellt worden ist. Die Definitionen des MSRS sind dabei mit Maßnahmekategorien der ICMHC kompatibel, wodurch die Anwendung des MSRS die Option auf internationale Vergleiche von Angebots- bzw.-Inanspruchnahmedaten und in erweitertem Rahmen auch von Kostendaten offenhält.

2.5.3　　　Zuordnung von Kosten zu Versorgungselementen

Gleiche Versorgungsmaßnahmen, -leistungen oder -elemente können je nach erbringender Einrichtung unter Umständen beträchtlich in den Kosten differieren. Einflußfaktoren hierbei sind vor allem die Dauer der Maßnahme, die eine Variable der Zielrichtung und Ausstattung des jeweiligen Dienstes ist, sowie die Personalstruktur des Dienstes und Berufsgruppenzugehörigkeit des oder der die Maßnahmen ausführenden Mitarbeiter. Die Zuordnung von konkreten Kosten zu den einzelnen Versorgungselementen muß deshalb die jeweiligen Organisationsstrukturen der leistungserbringenden Dienste mit berücksichtigen. Allen und Beecham (1993) fassen die dazu notwendigen Arbeitsschritte schematisch wie folgt zusammen:

a. Definition von angemessenen Versorgungseinheiten oder -elementen, denen Kosten zugeordnet werden können,

b. Ermittlung der jeweiligen Gesamtkosten aller Dienste und Einrichtungen, die an der Versorgung beteiligt sind,

c. Zuordnung *aller* relevanten Kosten zu den einzelnen definierten Versorgungselementen auf der Ebene der einzelnen Dienste bzw. Einrichtungstypen,

d. Berechnung der Gesamtversorgungskosten von Patienten/Patientengruppen durch Zusammenfassung der unter c. ermittelten Kosten der einzelnen Versorgungselemente auf der Grundlage der tatsächlichen Inanspruchnahme dieser Elemente.

Mit diesen Schritten werden gleichermaßen die Eigenheiten der beteiligten Versorgungseinrichtungen in den Gesamtkosten abgebildet, wie auch die Charakteristika der einzelnen Patienten durch die Berücksichtigung des individuellen Inanspruchnahmemusters beibehalten werden.

Der Aufwand dieser Arbeitsschritte ist nicht unbeträchtlich. Dies gilt insbesondere dann, wenn alle spezialisierten Dienste eines Versorgungsgebietes mit ihren heterogenen Organisationsstrukturen und Finanzierungsmodi in die Evaluation einbezogen werden sollen. Bei erfolgreicher Durchführung erhält man jedoch einen Kostenkatalog für alle relevanten Versorgungselemente innerhalb der psychiatrischen Versorgung, der zudem nach Einrichtungstypen und Berufsgruppen differenziert. Ein solcher Katalog kann die Basis für eine Reihe evaluativer Untersuchungszwecke bilden. Er eignet sich insbesondere für Modellrechnungen und Planspiele beim Entwurf künftiger Versorgungsstrukturen, da er die freie Kombination von Versorgungsmustern ermöglicht und kostengetreu abbildet. In Großbritannien werden mittlerweile solche Kostenkataloge zum festen Instrumentarium der psychiatrischen Versorgungsplanung und -evaluation. Sie werden für alle psychiatrischen Bereiche (Erwachsenen-, Geronto- und Kinder- und Jugendpsychiatrie) zur Verfügung gestellt und periodisch an die Kostenentwicklung angepaßt (PSSRU 1994). In Deutschland ist man derzeit noch weit von solchen, für planerische, administrative und Forschungszwecke gleichermaßen äußerst hilfreichen Basisdaten entfernt. Die empirisch ermittelten Kosten der Elemente der psychiatrischen Versorgung im Mannheimer Versorgungsgebiet, die in Kap.5.2 der vorliegenden Arbeit dargestellt werden, können als ein erster Ansatz für die Entwicklung eines solchen Kostenkatalogs angesehen werden.

2.6   Wirksamkeit der Versorgung

Die Frage nach der Wirksamkeit oder dem Nutzen von Maßnahmen und Leistungen der Gesundheitsversorgung ist nicht so eindeutig zu beantworten, wie es zunächst scheint. Erfolg oder Resultate medizinischer Behandlung oder Betreuung stellen keinen objektiven Sachverhalt dar, sondern ihre Definition ist abhängig von individuellen Sichtweisen und Interessenlagen (Schwefel 1988). Diese können sich unter Umständen erheblich unterscheiden, je nachdem ob es sich bei den Bewertenden um Patienten, Angehörige, Therapeuten, Wissenschaftler, Versorgungseinrichtungen, Gesundheitspolitiker, gesellschaftliche Gruppen, staatliche Interessenvertreter usw. handelt.

Was als Erfolg medizinischer Maßnahmen gelten kann, muß daher vom jeweiligen Untersuchungszusammenhang her definiert werden.
Volkswirtschaftlich gesehen werden Nutzen oder Resultate von medizinischen Leistungen oder der medizinischen Versorgung oftmals z.B. in der Wiederherstellung von Arbeitsfähigkeit verstanden. Quantitativ wird dies etwa in den durch die medizinische Versorgung erreichten Zuwachs an arbeitsfähigen Lebensjahren ausgedrückt und z.B. in Durchschnittsbeiträgen zum Bruttosozialprodukt gemessen. In Effizienzanalysen lassen sich diese Größen dann den Kosten der Versorgung gegenüberstellen.
Mit der Bezifferung der durch sie erreichten Verhinderung bzw. Kompensation von Produktivitätsausfällen ist die Wirksamkeit medizinischer Maßnahmen jedoch nur sehr eingeschränkt beschrieben. Diese Sichtweise berücksichtigt nicht ausreichend genug, daß Krankheit ein multidimensionales Geschehen ist, dessen erfolgreiche Behandlung nur im günstigsten Fall mit der Wiederherstellung von Arbeitsfähigkeit oder mit einer Heilung gleichzusetzen ist.
Eine Vielzahl von medizinische Leistungen werden lediglich zur Linderung von Symptomen, zur Konstanthaltung von Zuständen oder zur Vermeidung von Verschlechterungen erbracht. Vor allem bei chronischen Erkrankungen, und insbesondere bei chronischen psychischen Erkrankungen ist dies der Fall. Bewertet man solche Leistungen ausschließlich bezüglich ihres Beitrags zu einer Heilung, sind sie weitgehend ineffektiv. Im Falle chronischer Erkrankungen müssen daher an die Stelle solcher finaler Ergebniskriterien Indikatoren treten, die die Prozeßhaftigkeit des Krankheitsverlaufs sowie der Versorgung widerspiegeln.

In der Versorgung chronisch psychisch Kranker gibt es eine Reihe von Indikatoren, die diesem Kriterium gerecht werden. Sie entstammen im wesentlichen aus zwei Bereichen und zeigen

- Veränderungen im Funktionsniveau und der Symptomatologie auf klinischer, sozialer und individuell-emotionaler Ebene, sowie
- Veränderungen in der Inanspruchnahme von Leistungen und Maßnahmen des Versorgungssystems sowie anderer Ressourcen (nichtprofessionelle Hilfen)

an (Smith et al. 1995).

Innerhalb dieser beiden Bereiche ergibt sich eine Vielzahl möglicher Variablen, deren Auswahl von den jeweiligen Gegebenheiten (Zielrichtung der Untersuchung, Forschungsressourcen, verfügbare Datenquellen etc.) abhängt.

2.6.1 Klinische und rehabilitative Wirksamkeitsmaße

Eines der klassischen Wirksamkeits- oder Outcome-Kriterien in der psychiatrischen Versorgung fällt in den zweiten der genannten Bereiche. Es handelt sich dabei um die Wiederaufnahmerate in stationärpsychiatrische Behandlung bzw. um die stationäre Aufenthaltsdauer, d.h. den innerhalb einer Untersuchungsperiode in stationärpsychiatrischer Behandlung verbrachten Zeitraum.

Dieses Kriterium schöpft seine Beliebtheit aus der leichten Identifizierbarkeit und Verfügbarkeit von Wiederaufnahmedaten, sowie aus einer aus den ersten Jahren der Psychiatriereformen stammenden Tradition. Da die Gemeindepsychiatrie den konzeptionellen 'Gegenentwurf' zur traditionellen Langzeitunterbringung psychisch Kranker im psychiatrischen Krankenhaus darstellte, bedeutete die Vermeidung von Wiederaufnahmen bzw. die Verringerung der Zahl von Krankenhaustagen das qualitative und quantitative Erfolgskriterium schlechthin.

Diese Parameter behaupten nach wie vor ihren Rang als häufig verwendetes Kriterium der Wirksamkeit gemeindepsychiatrischer Versorgung. Als alleiniger Maßstab für deren Bewertung werden sie jedoch mittlerweile kritisch diskutiert. Detailliertere Inanspruchnahmeuntersuchungen in gemeindepsychiatrischen Versorgungsgebieten haben komplexe Systemzusammenhänge zwischen der stationären und außerstationären Versorgung chronisch psychisch Kranker aufgedeckt, die das vereinfachte Modell der Substitution der Langzeitversorgung im psychiatrischen Krankenhaus durch außerstationäre Versorgungsformen widerlegen. Auch bei weitgehend bedarfsgerechter Versorgung chronisch psychisch Kranker in gut ausgebauten gemeindepsychiatrischen Versorgungssystemen kommt es zu häufigeren, jedoch meist kürzeren Wiederaufnahmen in die stationär-psychiatrische Behandlung (Häfner 1982, Häfner & an der Heiden 1983, Rössler & Häfner 1985).

Dauwalder und Ciompi (1995) stellen angesichts solcher Inanspruchnahmemuster fest, daß es schwierig zu bewerten sei, ob nun eine längere oder zwei kürzere stationäre Episoden die höhere Wirksamkeit gemeindepsychiatrischer Versorgung anzeigen. Auch Rössler und Mitarbeiter (1993) haben im Zusammenhang der Analyse Sozialpsychiatrischer Dienste in Baden-Württemberg eine reduzierte Sensitivität von Wiederaufnahmeparametern bei verfeinerten Effektivitätsuntersuchungen gemeindepsychiatrischer Behandlungsformen aufgezeigt. Auch die Tatsache, daß Aufnahmezahlen nicht nur einem rein klinischen, sondern auch einem administrativen Einfluß ausgesetzt sind, wie z.B. dem Zwang zu einer gleichbleibend hohen Bettenbelegung, spricht gegen ihre isolierte Verwendung als Erfolgskriterium gemeindepsychiatrischer Versorgung. Zudem zeigen sie wegen ihrer Globalität nur sehr eingeschränkt eine erfolgreiche Behandlung oder Besserung in einzelnen Funktionsbereichen an.

Beecham et al. (1991) schlagen aufgrund solcher Unzulänglichkeiten für psychiatrische Kostenanalysen die Ergänzung von Wiederaufnahme- und Inanspruchnahmeparametern durch Wirksamkeitsindikatoren vor, die sich aus der Psychopathologie oder dem psychosozialen Funktionsniveau der Patienten herleiten, und dabei gleichzeitig den Input des Versorgungssystems berücksichtigen.

Dies bedeutet die integrierte Analyse von Variablen aus den eingangs dieses Kapitels angeführten beiden Bereichen. Auf der Basis eines solchen Problemverständnisses sind in den letzten Jahren mehrere Untersuchungsansätze entwickelt worden. So kombinieren z.B. Hess und Mitarbeiter (Hess et al. 1986) sowie Dauwalder und Ciompi (1995) Inanspruchnahmeparameter mit Wirksamkeitsmaßen, die aus der individuellen Festlegung von Behandlungszielen und der Messung des Grades der Zielerreichung nach einem gegebenen Zeitraum bestehen ('Goal Attainment Scaling'). Andere erfassen in Querschnittsmessungen auf standardisierte Weise den klinischen und rehabilitativen Versorgungsbedarf sowie den Grad der Bedarfsdeckung von Patientengruppen und diskutieren sie als Erfolgskriterien von Enthospitalisierungsprogrammen (Brugha et al. 1988).

Mit der letztgenannten Vorgehensweise gerät aufgrund der Standardisierung von Bedarfsvariablen sowie eindeutig definierter Algorhythmen zur Berechnung des Grades der Bedarfsdeckung erstmals ein über Versorgungsgebiets- und Ländergrenzen hinwegreichender Vergleich von Bedarfs- und Deckungsdaten von Patientengruppen in den Bereich des Möglichen. Damit wird die Basis für Wirksamkeits- und Effektivitätsvergleiche unterschiedlicher Versorgungssysteme auf der Grundlage standardisierter empirischer Daten gelegt. Dies eröffnet eine neue Phase der internationalen psychiatrischen Versorgungsforschung.

Um diese Entwicklung zu forcieren wurden in den vergangenen Jahren verstärkt an der Verbesserung entsprechender Skalen und Instrumente gearbeitet (Wykes et al. 1985, Solomon & Davis 1985). Zu den mittlerweile in internationalen Studien häufig angewandten Instrumenten, die sich auf standardisierte Bedarfs- und Deckungsmessungen stützen, zählen u.a. 'Cardinal Needs Schedule' (Marshall 1994, Marshall et al. 1995), 'Camberwell Assessment of Needs-CAN' (Phelan et al. 1993) sowie das in der vorliegenden Studie eingesetzte 'Needs for Care Assessment-NCA' (Brewin et al. 1987) (vgl. Kap.4.3.2).

2.6.2   Subjektive Wirksamkeitsmaße

Neben diesen 'objektiven', auf klinischen und rehabilitativen Daten beruhenden Indikatoren werden in der psychiatrischen Versorgungsforschung in den letzten Jahren vermehrt auch subjektive, aus der Erlebniswelt der Betroffenen abgeleitete Kriterien zur Bewertung von Versorgungsqualität und -wirksamkeit herangezogen. Hierzu zählt vor allem das in den letzten Jahren stark an Bedeutung gewonnene Konzept der Lebensqualität psychisch Kranker, das Eingang in eine große Zahl von psychiatrischen Evaluationsstudien gefunden hat (Übersicht u.a. bei Lauer 1993). Hier ist allerdings einschränkend zu bemerken, daß trotz der Vielzahl entsprechender Untersuchungen der letzten Jahre sich noch keine endgültig schlüssige oder verbindliche Theorie des Zusammenhangs zwischen Lebensqualität und psychischer Erkrankung herausgebildet hat.

Zu den subjektiven Indikatoren zählt auch die Größe des sozialen Unterstützernetzes von chronisch psychisch Kranken. Die Größe dieses Netzes kann Informationen dafür liefern, inwieweit die soziale Eingliederung der Patienten gelungen ist. Ebenso wie die Lebensqualität stößt allerdings auch dieser subjektive Indikator in Bereiche vor, in denen die Bewertung von Kausalitätsbeziehungen schwierig ist. Ein wachsendes soziales Unterstützernetz kann einerseits Ergebnis eines erfolgreichen Wiedereingliederungsprozesses sein, auf der anderen Seite kann sich eine solches Netz auch unabhängig von rehabilitativen Maßnahmen des professionellen Hilfesystems konstituieren und dieses zu einem gewissen Teil entlasten.

In den multivariaten Zusammenhangsanalysen der vorliegenden Untersuchung wurde deshalb auf die Verwendung subjektiver Kriterien wie Lebensqualität und Größe des sozialen Netzes als direkte Behandlungsergebnisse bzw. als Indikatoren der Wirksamkeit der Versorgung verzichtet. Sie wurden lediglich als potentielle Einflußfaktoren auf die Kosten der Versorgung angesehen und auf diese Eigenschaft hin untersucht (vgl. Kap.5.6).

3 Literaturübersicht

3.1 Bisherige Kostenuntersuchungen in der Psychiatrie

Kostenstudien in der psychiatrischen Versorgung können nicht losgelöst von der versorgungspolitischen Entwicklung des Landes, der Region oder des Versorgungsgebietes gesehen werden, in der sie durchgeführt werden. Durch ihren übergeordneten Zweck - Erkenntnisse über Kostenstrukturen bzw. über Wege und Möglichkeiten der Kostenersparnis zu gewinnen - geben sie indirekt auch Auskunft über den jeweiligen Stand der Versorgung und über Trends geplanter Umstrukturierungen. Diese Nähe zur versorgungspolitischen Sphäre bestimmt auch die Themenfelder psychiatrischer Kostenanalysen mit.

Im Zuge der nationalen Umstrukturierungsprogramme der psychiatrischen Versorgung wurden oftmals globale Kostenberechnungen durchgeführt. Diese zielten auf die Kosten der gesamten psychiatrischen Versorgung einer Region oder eines Landes, ohne dabei zwischen Diagnosegruppen zu differenzieren. Solche Studien waren und sind häufig in Modell- oder wissenschaftliche Begleitprogramme der Psychiatriereformen integriert und somit in erster Linie versorgungspolitisch motiviert.

Kostenuntersuchungen, die sich auf diagnostisch enger umgrenzte Krankheitsbilder beziehen, werden dagegen in der Regel außerhalb der wissenschaftlichen Begleitprogramme der nationalen Psychiatriereformen durchgeführt. In diesem Kontext sind auf die Schizophrenie bezogene Untersuchungen wegen der Bedeutung des Krankheitsbildes am häufigsten anzutreffen. Allerdings sind bei diesen Studien oftmals Uneinheitlichkeiten bezüglich der unterlegten diagnostischen Konzepte anzutreffen. Häufig werden z.B. Begriffe wie 'chronische psychische Erkrankungen' oder 'schwere psychische Störung' als Synonyme für die Schizophrenie gebraucht, ohne daß die diagnostischen oder Einschlußkriterien näher beschrieben werden. Im Falle der (allerdings seltenen) Langzeitstudien entsteht zusätzlich das Problem des Diagnosenwechsels im Verlauf der Behandlung. Direkte Vergleiche zwischen diesen Studien sind so nur in Ausnahmefällen und unter detaillierter Beschreibung der Rahmenbedingungen der Studien möglich. Metaanalysen sind so gut wie gar nicht möglich.

Literaturübersichten können somit lediglich über Kostentrends in relativ weit gefaßten diagnostischen Gruppen berichten. Entsprechende Versuche wurden in der jüngsten Zeit z.B. von O'Donnell (1991), Evers et al. (1994) und Smith et al. (1995) gemacht. Diese

Übersichten gliedern die Kostenstudien jedoch bezeichnenderweise zuerst nach verwendeten Untersuchungsmethoden und (wenn überhaupt) erst nachgeordnet nach diagnostischen Kriterien.

Auch die folgende Darstellung kann deshalb keine erschöpfende Übersicht über 'Kostenstudien in der Versorgung schizophrener Patienten' liefern, sondern muß sich auf eine allgemeine Übersicht über den Stand der Forschung beschränken. Dabei werden die für das Thema der vorliegenden Untersuchung wichtigsten Arbeiten in ihren Ergebnissen referiert. Wenn sich die Studien explizit auf schizophrene Patienten beziehen, ist dies erwähnt.

3.1.1   Internationale Entwicklung

Nach dem zweiten Weltkrieg unternahm zuerst Rashi Fein in den *USA* den Versuch, die gesellschaftlichen Kosten psychischer Erkrankungen auf empirischer Basis zu ermitteln. Seine "Economics of Mental Health" (Fein 1958), eine auf Aufnahme- und Belegungsziffern von stationärpsychiatrischer Einrichtungen beruhende Kostenberechnung gelten als Klassiker der psychiatrischen Kostenanalysen (Goldberg & Jones 1980, McGuire 1992). Die US-amerikanische Forschung der folgenden Jahre folgte weitgehend dem Beispiel von Fein und konzentrierte sich auf die Ermittlung gesellschaftlicher Gesamtkosten psychischer Erkrankungen. Methodisch entwickelten sie dadurch den Ansatz von Fein nicht wesentlich weiter (McGuire 1992), sondern modifizierten ihn lediglich oder weiteten ihn aus. So bezog z.B. Rice (1966) bei seiner Bezifferung des von psychischen Erkrankungen verursachten Verlusts an gesellschaftlicher Arbeitszeit fortschrittlicherweise bereits zu Beginn der sechziger Jahre die Hausfrauentätigkeit mit in die Berechnungen ein, indem er Hausangestelltenlöhne als Schätzwerte benutzte. Weitere Autoren, die Produktivitätsverluste durch psychische Störungen berechneten waren u.a. Conley et al. (1967) und Gunderson und Mosher (1975), wobei die letztgenannten Autoren diese Berechnungen als eine der ersten auf das Krankheitsbild der Schizophrenie eingrenzten.

Die Aussagefähigkeit dieser Studien ist jedoch nur begrenzt. Wyatt und Mitarbeiter (1995) zeigten, wie bei der Berechnung volkswirtschaftlicher Gesamtkosten die methodischen und definitorischen Unschärfen zu großen Variationsbreiten der empirisch ermittelten Werte führen können (vgl. Kap.2.4.3), indem sie die Ergebnisse volkswirtschaftlicher Gesamtkosten der Schizophrenie aus verschiedenen Studien früherer Jahre auf das Jahr 1991 hochrechneten. Beim Vergleich der Ergebnisse hätte nach den Zahlen von Gunderson und Mosher (1975) die Schizophrenie 1991 in den USA 40 Mrd. $ Gesamtkosten verursacht. Wyatt und Mitarbeiter selbst errechneten 65 Mrd. $, während Rice und Miller (1994) in einer unabhängigen Berechnung für das gleiche Jahr auf 34 Mrd. $ kamen.

Die Kostenstudien der frühen Jahre stellen darüber hinaus nur ganz selten einen Bezug zu Versorgungsergebnissen oder der Effektivität der Versorgung her, obwohl sie in Zeiten durchgeführt wurden, in denen die Enthospitalisierung von Langzeitpatienten in den USA bereits in vollem Gange war, und die Wirksamkeit und Effektivität der Programme auch in finanzieller Hinsicht von großem Interesse sein mußte.

Frühe Vergleichsstudien beschränkten sich ganz auf den Krankenhaussektor. So etwa die Studie von Ullman und Guruell (1964), die Kosten psychiatrischer Krankenhäuser verschiedener Größe, jedoch mit gleichem Behandlungskonzept untersuchten. Erst als gemeindenahe Versorgungsstrukturen in hinreichendem Ausmaß aufgebaut waren, wechselte der Schwerpunkt der amerikanischen Kostenstudien von der Ermittlung gesellschaftlicher Kosten zur Effizienzanalyse der mittlerweile breiter verfügbaren neuen Behandlungsformen und alternativen Versorgungsstrategien.

In den siebziger Jahren führten empirische Untersuchungen hierzu Pasaminck et al. (1967), Glick et al. (1974), Washburn et al. (1976), Levenson et al. (1977), Endicott et al. (1978), sowie Weisbrod et al. (1980) durch. Zum Teil waren diese Studien nun bereits schon als kontrollierte Experimente angelegt, wobei dieser hohe methodische Standard allerdings häufig durch sehr kleine Fallzahlen gemindert wurde.

Als wegweisend innerhalb dieses Ansatzes werden vor allem die Untersuchungen von Weisbrod und Mitarbeitern (Weisbrod et al. 1980, Weisbrod 1981, 1983, Test & Stein 1980) bewertet, die eine kontrollierte Kosten-Nutzenevaluation des berühmten "Training in Community Living"-Programms (TCL) von Stein und Test (1980) in Chicago durchführten. Nicht nur das Programm selbst, sondern auch die kostenanalytische Begleitforschung gilt als beispielhaft (Dauwalder et al. 1995, Allen & Beecham 1993), da sie neben allen direkten Behandlungskosten des gemeindepsychiatrisch orientierten TCL-Programms auch die indirekten Kosten sowie zusätzlich monetären und nichtmonetären Nutzen des Programms ermittelte. Die Ergebnisse wurden mit den gleichen Parametern einer im traditionellen krankenhausgestützten Setting behandelten Kontrollgruppe verglichen.

Die Untersuchungsergebnisse waren von einer außergewöhnlichen Detailliertheit und deckten komplexe Systemzusammenhänge in der Kostenstruktur auf. Die ermittelten Gesamtversorgungskosten im gemeindepsychiatrischen Behandlungssetting lag zwar mit $ 8.093 um $ 797 pro Jahr und Patient höher als bei der Kontrollgruppe ($ 7.296), diese Teuerung war aber vor allem auf die um 35% höheren direkten Kosten des gemeindepsychiatrischen Versorgungsprogrammes zurückzuführen. Die Kosten der komple-

mentären (d.h. in diesem Fall vor allem der sozio- und arbeitstherapeutischen) Versorgung waren bei den gemeindepsychiatrisch versorgten Patienten dagegen um 15% niedriger, ebenso wie alle weiteren indirekten Folgekosten des Justiz- und Polizeiapparates
(10%), der allgemeinen Lebenshaltung (30%) sowie der finanziellen Belastung der Fami-
lien und Angehörigen (40%). Die gemeindepsychiatrisch versorgten Patienten erzielten
weiterhin deutlich höhere Einkünfte auf dem Arbeitsmarkt, hatten an Zahl und Dauer
reduzierte stationäre Aufenthalte und somit geringere Krankenhauskosten sowie signifikant geringere Symptomausprägungen und eine allgemein erhöhte Lebensqualität, die als
nichtmonetärer Nutzen des Programms gewertet wurde.

Die Studie ist gelungenes Beispiel dafür, wie Kosten-Effektivitätsstudien bei Einbezug
aller relevanten Ergebnis- oder Nutzenparameter trotz höherer Programm- oder Versorgungskosten insgesamt kostengünstigere Effekte nachweisen können (O'Donnell 1988).
Gleichzeitig läßt sich an dieser Studie verdeutlichen, daß durch den Einbezug oder die
Nichtberücksichtigung von Nutzeffekten oder Kostengrößen völlig konträre Schlußfolgerungen bezüglich der Effizienz von Versorgungsprogrammen gezogen werden können.
Hierin liegt eine potentielle Anfälligkeit von Kostendaten für die Instrumentalisierung
zugunsten versorgungspolitischer Interessenlagen.

Die US-amerikanische Literatur zum Themenkreis Kosten in der psychiatrischen Versorgung ist in den achtziger Jahren deutlich gewachsen (McGuire 1992). Empirische Untersuchungen zur Kosteneffektivität des Übergangs von der krankenhausorientierten zur
gemeindenahen Versorgung sind jedoch trotz der wegweisenden Untersuchung von
Weisbrod dabei unterrepräsentiert (O'Donnell 1991). Kostenuntersuchungen in den achtziger und vor allem den neunziger Jahren zielen in der US-amerikanischen Psychiatrie
analog zur engen Korrelation zwischen Forschungsschwerpunkten und den versorgungspolitischen Trends vermehrt auf die Bemühungen zur Umstrukturierung des US-amerikanischen Finanzierungssystems (Frank & Manning 1992). Untersucht werden dabei z.B.
die Auswirkungen des Krankenversichertenstatus auf die Inanspruchnahme (Rubin et al.
1992), Effekte der Budgetisierung der psychiatrischen Versorgung (sog. 'Capitation-
Systeme') (Babigan et al. 1992, Hue & Jerrell 1991) oder Auswirkungen der Schaffung
finanzieller Anreize für Patienten und Träger auf die Versorgungskosten und -
effektivität.

Der Schwerpunkt methodisch hochstehender Kosten-Effektivitätsstudien in der gemeindenahen Versorgung chronisch psychisch Kranker hat sich dagegen in den achtziger Jahren von den USA eher in Länder wie Kanada (Fenton et al. 1979, 1984) Australien
(Hoult et al. 1983, 1984) und vor allem nach Großbritannien verlagert, wo sich eine ei-

genständige, in die psychiatrische Versorgungsforschung integrierte Tradition der psychiatrischen Kostenanalysen entwickelt hat.

In den siebziger Jahren wurde in der sog. 'Manchester Study' der Versuch unternommen, die Kosten der Versorgung ersterkrankter schizophrener Patienten in einer Langzeituntersuchung über den Verlauf von 4 Jahren hinweg zu ermitteln und dem Behandlungserfolg gegenüberzustellen (Jones et al. 1980, Goldberg & Jones 1980). Die Studie verglich 50 Patienten, die in einem Versorgungsgebiet behandelt wurden, dessen Zentrum eine psychiatrische Abteilung eines Allgemeinkrankenhauses war, mit 49 Patienten eines psychiatrischen Fachkrankenhauses. Beide Einrichtungen hatten den ausschließlichen Versorgungsauftrag für die jeweilige Patientenkohorte, so daß die Gruppenzuordnung über den Untersuchungszeitraum hinweg gewährleistet blieb. Während das klinische Behandlungsergebnis in beiden Gruppen vergleichbar war, lagen die Gesamtversorgungskosten eines Patienten, der durch die psychiatrische Abteilung behandelt wurde, im Durchschnitt bei 68% derjenigen eines durch das psychiatrische Krankenhaus behandelten Patienten. Für die Familie des Patienten ergab sich bei der Behandlung durch das psychiatrische Krankenhaus eine um 14% höhere finanzielle Belastung verglichen mit der Behandlung durch die psychiatrischen Abteilung.

Es handelte sich bei dieser Studie um einen vollwertigen Nutzen-Kostenansatz, da auch der Nutzen der Versorgung (Patienteneinkommen usw.) sowie intangible Kosten in Finanzgrößen umgesetzt und mit berücksichtigt wurden.

Neben dieser Langzeitstudie hat in jüngerer Zeit vor allem die wissenschaftliche Begleitforschung eines großangelegten nationalen Enthospitalisierungsprogrammes, das 1983 begonnen wurde und 54 Krankenhäuser und 28 Modellprojekte umfaßte ('Care in the Community Programme'), zu wesentlichen Erkenntnissen über die Kostenzusammenhänge reformpsychiatrischer Maßnahmen in England geführt (Knapp & Beecham 1990, Knapp 1991). Die internationale Methodendiskussion wurde durch die kostenanalytische Begleitforschung erheblich befruchtet. Ebenso wie in der Manchester-Studie zeichnete sich diese Untersuchung vor allem durch eine in die Untersuchungspläne integrierte Bedarfsermittlung aus, so daß in Vergleichsrechnungen zwischen verschiedenen Patientengruppen der Grad des Behandlungserfolges bzw. der Bedarfsdeckung einbezogen werden konnte. Im Rahmen der Untersuchungen wurden als wöchentliche Durchschnittskosten eines sich in gemeindepsychiatrischer Versorgung befindlichen enthospitalisierten ehemaligen Langzeitpatienten der Vorhersagewert von 321 Pfund Sterling (in Preisen von 1986/87) errechnet. Gemäß der Charakteristika der untersuchten Population sowie des Versorgungsprogramms (Enthospitalisierung vormaliger Langzeitpatienten) wurden dabei 61% der gemeindepsychiatrischen Kosten durch die beschützte Unterbringung sowie durch die Bestreitung des Lebensunterhalts (Sozialhilfe) der Patienten verursacht. Lediglich 4,5% der Gesamtsumme entfielen auf Krankenhauskosten (vollstationäre, tagesklinische sowie ambulante Behandlung durch Institutsambulanzen). Unter den klinischen Variablen übten dabei die Negativsymptomatik sowie der Grad an sozialer Behinderung der Patienten den größten kostensteigernden Effekt aus (Knapp & Beecham 1990, Knapp 1991).

Die durchschnittlichen gemeindepsychiatrischen Kosten pro Patient betrugen ca. 79% der als Vergleichsgrößen herangezogenen Gesamtkosten zweier zur Schließung vorgesehener psychiatrischen Krankenhäusern (Friern und Claybury). Da sich die Bedarfsdeckung der Patienten in beiden Behandlungssettings nicht unterschied, schlossen die Autoren aus diesen Ergebnissen einen positiven Kosteneffekt der Schließung von psychiatrischen Krankenhäusern (Knapp et al. 1990).

Auf der Grundlage dieser Berechnungen waren die Autoren in der Lage, für die ca. 24.000 im Jahr 1990 in psychiatrischen Krankenhäusern Englands langzeituntergebrachten Patienten, die nicht an einer Demenz litten und potentiell für Enthospitalisierungsprogramme in Frage kamen, jährliche Gesamtkosten von 391 Mill. Pfund in der gemeindepsychiatrischen Versorgung vorauszusagen (Knapp et al. 1992).

In *Kontinentaleuropa* hat sich neben vereinzelten nationalen Untersuchungen, wie z.B. von Vinni und Mitarbeitern (1980) in Finnland oder Wiersma und Mitarbeitern (1991) in den Niederlanden, vor allem in der Schweiz ein Schwerpunkt von Kostenanalysen der gemeindepsychiatrischen Versorgung chronisch psychisch Kranker herausgebildet (Hess et al. 1986, Dauwalder et al. 1990, Dauwalder & Ciompi 1995). Die letztgenannten Studien werden im nachfolgenden Kapitel dargestellt.

Zusammenfassend läßt sich aus den meisten empirischen Studien, die die Kosten chronisch psychisch kranker bzw. schizophrener Patienten in gemeindepsychiatrischer und in traditionell krankenhausgestützten Behandlungssettings untersuchen, ein Kostenvorteil der gemeindepsychiatrischer Versorgung herauslesen - sofern die Nennung eines solchen Gesamttrends angesichts der Heterogenität der Studien, untersuchten Populationen und angewandten Methoden überhaupt zulässig ist.

Die direkten Kosten gemeindepsychiatrischer Versorgung liegen dabei in einer Bandbreite von ca. 40-80 % der direkten Kosten traditioneller krankenhausgestützter Behandlungsformen. Auch die Untersuchungen von Weisbrod (s.o.) bestätigen diesen Trend trotz ihres vordergründig gegenläufigen Resultats sowie ebenfalls die im nachfolgenden Kapitel referierten Studien von Häfner und Mitarbeitern aus Deutschland.

3.1.2   Bundesrepublik Deutschland und deutschsprachiger Raum

In *Deutschland* sind psychiatrische Kostenstudien ein unterentwickeltes Forschungsgebiet. Von den 63 empirischen Untersuchungen, die Evers und Mitarbeiter (1994) in einer Übersichtsarbeit evaluierten, stammten 63% aus den USA, 10% aus Kanada, 9% aus Großbritannien, und lediglich eine einzige Untersuchung aus Deutschland. Damit nimmt rein quantitativ Deutschland den gleichen Rang ein wie z.B. Indien und Südafrika, die ebenfalls nur mit einer Kostenanalyse in der Übersichtsarbeit vertreten sind.

Mit Kosten der Versorgung psychisch Kranker begann man sich in Deutschland auf wissenschaftlicher Basis erst in den siebziger Jahren zu beschäftigen. Vereinzelte frühere Studien, die Kostenaspekte mit berücksichtigen, sind in den Kontext der Psychopharmakaforschung einzuordnen (Stolz 1974), in denen Kosten vor allem unter Marketingaspekten diskutiert wurden. Andere beschäftigten sich mit Versorgungs- oder Folgekosten einzelner Krankheitsbilder oder untersuchen Kostenaspekte spezifischer therapeutischer Interventionen wie Cording-Tömmel und Mitarbeiter (1988), der in einer späteren Untersuchung bei Patienten mit affektiven Psychosen eine Ersparnis von 70% der direkten Behandlungskosten bei regelmäßiger gegenüber unregelmäßiger Lithiumeinnahme ermittelte.

Erst die Psychiatrie-Enquete warf dagegen erstmals die Frage nach den Kosten gemeindepsychiatrischer Versorgung psychisch Kranker auf. Wagner (1977) stellte in der Folge erstmals systematische Berechnungen an, die die von der Enquete-Kommission benannten Versorgungselemente eines Standardversorgungsgebietes einbezogen. Wagners Ansatz bedeutete den ersten Versuch einer globalen Kosten-Nutzen-Rechnung gemeindepsychiatrischer Versorgung in Deutschland. Alle Kostengrößen, die er dabei verwendete, wurden jedoch aus Kostenblättern psychiatrischer Landeskliniken hochgerechnet. Der entscheidende methodische Mangel des Ansatzes war somit, daß alle Kosten der neuen gemeindepsychiatrischen Versorgungseinrichtungen auf empirischen Grunddaten von Einrichtungen basierten, deren Versorgungsstandards durch die neuen Diensttypen ja gerade entscheidend verbessert bzw. überwunden werden sollten. Darüber hinaus blieben die Kosten niedergelassener Psychiater sowie die der psychiatrischen Versorgungsleistungen von Allgemeinärzten unberücksichtigt. Spätestens diese methodischen Mängel machten den Bedarf an empirisch und prospektiv erhobenen Kostendaten gemeindepsychiatrischer Versorgungseinrichtungen und -systeme überdeutlich.

Im Rahmen des der Enquete folgenden Modellprogramms Psychiatrie der Bundesregierung wurde daraufhin das psychiatrische Gesamtbudget eines kompletten Versorgungsgebietes (Oberbergischer Kreis) prospektiv erhoben und analysiert (BMJFG 1986).

In ihrer Gründlichkeit war diese Studie bis dahin im deutschsprachigen Raum beispiellos, allerdings ist sie leider auch weitgehend folgenlos geblieben, was die Weiterführung dieses Ansatzes angeht. Untersuchungsgegenstand war das Kostenaufkommen aller allgemeinpsychiatrischen Dienste und Einrichtungen des Kreisgebietes im Jahre 1983. Dies hatte ein Gesamtvolumen von 26,7 Mio. DM, das sich bei Einbezug von Eigenanteilen und Selbstzahlungen von Patienten und Angehörigen auf 33,3 Mio. DM erweiterte. Analysiert wurden die Verteilung der Kosten und Ausgaben nach Patientengruppen, Einrichtungen und Diensten, Finanzierungsträgern, Rechtsgrundlagen etc.. Weiterhin wurden Modellrechnungen im Hinblick auf Versorgungskombinationen und -szenarien durchgeführt und Wirtschaftlichkeitsüberlegungen daraus abgeleitet.

Dieser Ansatz wurde im Folgejahr auf der Basis von empirischen Versorgungs- und Inanspruchnahmedaten aus 14 Modellregionen ergänzt, wobei die monetäre Bewertung einzelner Versorgungsbausteine sowie Kombinationen dieser Bausteine im Mittelpunkt standen. Neben allen Elementen eines Standardversorgungsgebietes nach der Definition der Enquete wurden hier erstmals auch die niedergelassenen Allgemein- und Nervenärzte einbezogen, deren jährliche Durchschnittskosten jeweils mit DM 350 pro psychisch krankem Patienten beziffert wurden (Prognos 1988). Bei den angestellten Modellrechnungen handelte es sich allerdings auch immer noch "... trotz empirischer Fundierung um Näherungswerte bzw. realistische Schätzgrößen, ... deren Berechnung mit einer Reihe von Unsicherheitsfaktoren belastet ist." (Prognos 1988, S.53).

Die Leistung beider Studien im Rahmen des Modellprogramms Psychiatrie ist in der Deskription von Kostengrößen sowie der Ausarbeitung angemessener Methoden der Kostenermittlung zu sehen. Versorgungsergebnisse und Wirksamkeitskriterien wurden jedoch nur sehr begrenzt einbezogen, weshalb sie nicht als Effizienzuntersuchungen im methodisch strengen Sinn gewertet werden können.

Der Bericht der Expertenkommission der Bundesregierung zur Reform der Versorgung im psychiatrischen und psychotherapeutischen Bereich (BMJFFG 1988) nahm ebenfalls Stellung zu Kostenfragen. Er diskutierte die legislativen Rahmenbedingungen der Versorgung und deren finanziellen Implikationen, wobei speziell die Nachteile des Versicherungsrechts, die Verbesserung der häuslichen Krankenpflege, die Verbesserung der beruflichen Rehabilitation psychisch Kranker sowie vor allem Probleme der Kostenträgerschaft und der Finanzierung neuer Versorgungsformen und Einrichtungstypen, wie der Sozialpsychiatrischen Dienste, angesprochen wurden. Der Bericht enthielt darüber hinaus eine Modellrechnung für Enthospitalisierungsprogramme unter Verwendung von Daten des Landschaftsverbandes Rheinland. Hier wurden die vielschichtigen finanziellen

Implikationen der Schließung einer 20-Bettenstation eines Landeskrankenhauses beschrieben (vgl. Kap.2.4.4).

Auch im Rahmen der Begleitforschung des Landesprogramms Baden-Württemberg zur Weiterentwicklung der außerstationären psychiatrischen Versorgung wurden Kostenuntersuchungen durchgeführt (Rössler et al. 1987). Der vergleichsweise selten angewandte Typus der Kosten-Nutzwertanalyse diente hierbei zur landesweiten vergleichenden Evaluation des Leistungsniveaus von Versorgungseinrichtungen des gleichen Diensttypes (vor allem Wohngemeinschaften, Wohnheime sowie Sozialpsychiatrischen Dienste). Dabei wurden Gesamtkosten wie auch durchschnittliche Fallkosten für die einzelnen Einrichtungen ermittelt, die dem durchschnittlichen Nutzwert der Einrichtung gegenübergestellt wurden. Als Nutzwert- bzw. Leistungskriterium war die Summe der Zustandsänderungen in den Problembereichen aller Klienten pro Dienst zwischen Dokumentationsbeginn und -ende definiert. Da das Verfahren landesweit standardisiert war, konnte so vor allem die relative Position der Leistungsbilanz einer Einrichtung im Vergleich zu Einrichtungen des gleichen Diensttypes bestimmt werden. Der Vorgehensweise kommt somit vor allem Praxisrelevanz im Sinne einer externen Qualitätssicherung zu.

Losgelöst von den Modellprogrammen auf Bundes- bzw. Länderebene untersuchten erstmals Häfner und Mitarbeiter Kostenaspekte der gemeindepsychiatrischen Versorgung (Häfner et al. 1986, Häfner & an der Heiden 1989a, 1989b, 1991). Im Längsschnitt wurden dabei über eineinhalb Jahre hinweg Wirksamkeit und direkte Kosten aller Versorgungsmaßnahmen für 148 schizophrene Patienten in einem modellhaft ausgebauten gemeindenahen Versorgungsgebiet (Stadtkreis Mannheim) evaluiert. Die von der Studie für das Jahr 1980 ermittelten durchschnittlichen Kosten der gemeindenahen Versorgung betrugen dabei 43% der Kosten einer alternativen ganzjährigen Behandlung im psychiatrischen Krankenhaus. Trotz dieses Kostenvorteils wurden auch in der gemeindenahen Versorgung 80% der direkten Kosten noch durch stationäre Behandlungen verursacht. Häfner und Mitarbeiter identifizierten Versorgungslücken im betreuten Wohnsektor und schlußfolgerten die Möglichkeit weiterer Kostensenkungen durch den Ausbau von Wohnheimplätzen und die weitere Verkürzung von Krankenhausaufenthalten durch schnellere Entlassung in die kostengünstigere außerstationäre Nachsorge.

Dieser auf die Gesamtversorgung chronisch psychisch Kranker zielende Ansatz wurde danach in Deutschland leider nicht weiterverfolgt. Sämtliche anderen in Deutschland durchgeführten psychiatrischen Kostenuntersuchungen lassen den gesamtperspektivischen Anspruch fallen und untersuchen lediglich Teilaspekte der Versorgung psychisch Kranker, wie z.B. die Kosten einzelner Einrichtungsformen. Hierunter fällt die Evaluation der Sozialpsychiatrischen Dienste in Bayern von Neubauer et al. (1989), die die Kostenstruktur von 39 Diensten (80% aller zu der Zeit in Bayern vorhandenen) des Jahres 1987/88 untersuchte. Ermittelt wurden durchschnittliche direkte Betreuungskosten von monatlich DM 214 pro Klient. Einbezogen waren die Budgets und Mitarbeiterzahlen aller Dienste sowie die Daten von 4321 Klienten, wovon 18,3% mit Erkrankungen aus dem schizophrenen Formenkreis aufwiesen. Diesen Kosten stand auf der Leistungsseite ein durchschnittlicher zeitlicher Aufwand von monatlich rund 5,4 Stunden pro Klient gegenüber, wovon lediglich ca. 50% direkt klientenbezogen waren, während der Rest Verwaltungs-, Supervisions- und andere Tätigkeiten darstellten. Während der Einbezug von Leistungsparametern bei dieser Studie insgesamt zu begrüßen ist, bleibt doch zu kritisieren, daß die Untersuchung darunter lediglich interne Tätigkeitsmerkmale der Mitarbeiter und keine Indikatoren des Betreuungsergebnisses versteht. Die Studie bleibt dadurch im betriebswirtschaftlichen Ansatz verhaftet und kann nicht als psychiatrische Effizienzanalyse gelten. Weiterhin schränken die Autoren selbst ein, daß bei der Kostenermittlung lediglich die *Ausgaben* der Sozialpsychiatrischen Dienste und nicht deren tatsächliche *Kosten* berücksichtigt wurden.

Von vergleichbarem gesamtperspektivischen Ansatz und ähnlicher methodischer Güte wie die Untersuchung von Häfner und Mitarbeitern sind im deutschsprachigen Raum lediglich noch die Arbeiten von Hess et al. (1986) und Dauwalder und Ciompi (1995) aus der *Schweiz* zu nennen. Diese Untersuchungen reihen sich in eine in der Schweiz bestehende Tradition psychiatrischer Kostenstudien ein, die sich in den 70er Jahren, z.B. durch Arbeiten über Kosten der Behandlung mit Antidepressiva (Brand et al. 1975a, 1975b) sowie über Kostenaspekte des Alkoholismus und seiner Behandlung (Leu 1978) manifestierte. Hess und Mitarbeiter (1986) ermittelten bei 1271 zumeist an Psychosen leidenden chronisch psychisch Kranken, die im Jahre 1983 in Bern gemeindepsychiatrisch betreut wurden, durchschnittliche direkte Tageskosten in der außerstationären Versorgung von 31,85 Schweizer Franken pro Patient. Das waren lediglich zwischen 15 und 20% der Tagespflegesätze der zuständigen psychiatrischen Krankenhäuser. Dieser Prozentsatz stieg auf 40-55% an, wenn die stationären bzw. teilstationären Kosten der gemeindepsychiatrisch betreuten Patienten gesondert den Kosten der herkömmlichen Krankenhausbehandlung gegenübergestellt wurden.
Die generelle Erkenntnis der Untersuchung, daß ein gemeindepsychiatrisch organisiertes System von Übergangs- und Nachsorgeeinrichtungen auch von den Kostenaspekten her lohnend ist, wurde durch eine Evaluation des Behandlungserfolgs abgesichert. Die Überprüfung des Behandlungsergebnisses erfolgte mittels eines 'Goal-Attainment Scalings', der Festlegung individueller Behandlungs- und Betreuungsziele für jeden Patienten am

Beginn der Untersuchungszeitraums und der Feststellung des Grades der Zielerreichung am Ende.

Dauwalder und Ciompi (1995) haben in einer auf dieser Untersuchung aufbauenden Langzeitstudie interessante Erkenntnisse über Verläufe und Steigerungsraten der Versorgungskosten über die Zeit gefunden. Sie ermittelten einen Anstieg der durchschnittlichen direkten Jahreskosten in der gemeindepsychiatrischen Versorgung pro Patient in einem 8-Jahres Zeitraum um das 2,2fache von 2626 Schweizer Franken im Jahre 1983 auf 5751 Schweizer Franken im Jahre 1990. Dabei wurde die von Hess und Mitarbeitern ermittelte Höhe des Kostenvorteils der gemeindepsychiatrischen Behandlung gegenüber der Dauerunterbringung im psychiatrischen Krankenhaus im Langzeitverlauf bestätigt.

4   Vorliegende Untersuchung

4.1   Ziele der Untersuchung

4.1.1   Rahmenstudie

Die vorliegende Untersuchung stellt eine gesonderte und eigenständige Analyse von Kostenaspekten dar, die im Rahmen des Forschungsprojektes "*Bedarf, Angebot und Inanspruchnahme in der außerstationären Versorgung chronisch psychisch Kranker*" der Arbeitsgruppe Versorgungsforschung am Zentralinstitut für Seelische Gesundheit Mannheim durchgeführt wurde. Die Kostenanalyse gehörte dabei nicht zum ursprünglichen Programm des Rahmenprojektes.

Das übergeordnete Ziel des Rahmenpojektes ist die Identifikation von Kriterien und Indikatoren einer bedarfsgerechten gemeindepsychiatrischen Versorgung psychisch Kranker. Zu den zentralen Untersuchungsschritten zählt dabei die standardisierte Erhebung des Versorgungsbedarfs einer definierten Gruppe chronisch psychisch Kranker mit schizophrenen Psychosen innerhalb eines Versorgungsgebietes mit einem gut ausgebauten gemeindepsychiatrischen Versorgungsnetz. Der Versorgungsbedarf dieser Patientengruppe in der gemeindepsychiatrischen Versorgung wurde während des Verlaufs von einem Jahr prospektiv erhoben. Die Bedarfsparameter wurden der ebenfalls standardisiert und längsschnittlich dokumentierten Inanspruchnahme psychiatrischer Dienste und Einrichtungen seitens der Patienten sowie den während des Untersuchungszeitraums für sie erbrachten Versorgungsleistungen gegenübergestellt. Neben diesen zentralen Parameter wurden zahlreiche weitere soziodemographische und krankheitsbezogene Variablen erhoben (s.u.), um diese in Bezug setzen zu können zu den Inanspruchnahmedaten und Bedarfs- sowie Bedarfsdeckungsparametern.

Die Erhebungen waren strikt beobachtend konzipiert. Sie sollten den 'natürlichen' Verlauf der Versorgung und Betreuung der Patienten abbilden, ohne daß durch die Erhebung oder das Erhebungspersonal Eingriffe in diesen Verlauf geplant waren oder vorgenommen wurden. Es handelte sich bei dem Ansatz folglich um ein naturalistisches Studiendesign.

Ein naturalistischer Ansatz in einem umfassenden versorgungsbezogenen Untersuchungszusammenhang wie dem vorliegenden muß zu unmittelbar versorgungspolitisch relevanten Ergebnissen führen. Es gehörte demzufolge zur erklärten Absicht des Rahmenprojektes, durch wissenschaftlich abgesicherte Erkenntnisse Entscheidungsträger in Politik, Gesundheitsverwaltung und -versorgung in die Lage zu versetzen, den bedarfsgerechten Ausbau gemeindepsychiatrischer Versorgungsnetze zu beschleunigen und zu optimieren. Es ist unmittelbar einsichtig, daß der Untersuchung von Kostenaspekten in einem solchen versorgungspolitischen Programm zentrale Bedeutung zukommt.

4.1.2   Kostenanalytische Untersuchungsziele und -schritte

Innerhalb dieses Zusammenhangs hatte die Untersuchung von Kostenaspekten zwei Hauptziele:

a. Die vollständige Ermittlung der direkten Kosten der psychiatrischen Versorgung der Studienpopulation im Verlauf des Untersuchungszeitraumes,
b. Die Identifikation von Einflußfaktoren auf hohe bzw. niedrige Versorgungskosten und die Analyse von Zusammenhängen zwischen den Versorgungskosten und den Versorgungsergebnissen, d.h. dem Nutzen bzw. dem Outcome der Versorgung.

Durch das erstgenannte Ziel war die Art der in die Analyse einbezogenen Kosten festgelegt. Als Versorgungskosten wurden demnach in der vorliegenden Untersuchung die Kapital- und laufenden Kosten der Versorgung der Studienpatienten aus der Sicht des Versorgungssystems bzw. der an der Versorgung beteiligten Einrichtungen und Dienste verstanden (vgl. Kap.2.4). Dies schloß alle Kosten aus, die nicht im Zusammenhang mit konkret für die Studienpatienten erbrachten Maßnahmen und Leistungen dieser Dienste und Einrichtungen standen. Alle investiven Kosten, wie sie z.B. bei der Implementierung neuer Dienste, dem Bau oder Erwerb neuer Gebäude etc. anfallen, waren dadurch von der Erhebung ausgenommen. Ebensowenig wurden Sozialhilfeleistungen an die Patienten, sowie alle allgemeinen Lebenshaltungskosten außerhalb psychiatrischer Einrichtungen einbezogen. Auf der anderen Seite blieben Einkünfte der Patienten in den Kostenberechnungen ebenfalls unberücksichtigt.
Berechnungen bezüglich des krankheitsbedingten Produktivitätsverlustes oder der durch die Erkrankung der untersuchten Patienten verursachten volkswirtschaftlichen Gesamt-

kosten (im Sinne einer 'Cost of Illness-Study') zählten ebenfalls nicht zum Untersuchungsprogramm.

Gegenstand der Kostenanalysen waren allein die 'laufenden Betriebskosten' des psychiatrischen Versorgungssystems, in dem die untersuchten Patienten behandelt und betreut wurden, d.h. neben den Personal- und Kapitalkosten (Gebäude- und Geräteabschreibungen, Mieten) der an der Versorgung beteiligten Einrichtungen alle weiteren laufenden Ausgaben, die notwendig waren, um die Dienste arbeitsfähig zu machen bzw. deren Arbeitsfähigkeit zu erhalten (Dienstwagen, Schreib- und Reinigungskräfte, Bürokosten etc.) (vgl. Kap.2.4.2).

Für das zweite Hauptziel - der Identifikation von Einflußfaktoren auf die Versorgungskosten sowie von Zusammenhängen zwischen Versorgungskosten und Versorgungsergebnissen - standen durch den Untersuchungsplan des Rahmenprojektes zahlreiche Variablen zur Verfügung, die im vorliegenden Kontext als Ergebnis- oder Wirksamkeitsparameter Verwendung finden konnten. Die Maßeinheiten und Dimensionen dieser Variablen waren dabei durch die jeweiligen Erhebungsinstrumente festgelegt (s.u.). Diese Maßeinheiten sollten beibehalten werden; eine Transformierung von Versorgungsergebnissen in Kostengrößen war nicht beabsichtigt. Damit handelte es sich bei den unter b. zum Ziel gesetzten Effizienzuntersuchungen um Kosten-Wirksamkeitsanalysen (vgl. Kap.2.2.1).

4.2   Stichprobe und Untersuchungsgebiet

4.2.1   Einschlußkriterien zur Aufnahme von Patienten in die Studie

Die Untersuchungen des Rahmenprojektes zielten auf Patientengruppen, die einen hohen und vielschichtigen psychiatrischen Versorgungsbedarf und eine hohe Betreuungsintensität aufweisen. Dies ist vor allem bei chronisch psychisch Kranken gegeben. Als zentrales Einschlußkriterium wurde deshalb die Diagnose "Schizophrenie" nach ICD-10 Kriterien festgelegt. Die Studienpatienten mußten zwischen 18 und 65 Jahren alt sein, um kinder- und jugend- sowie gerontopsychiatrische Krankheitsbilder auszuschließen.
An Schizophrenie erkrankte Patienten sind auch für eine Untersuchung, die fundierte Aussagen über Kostenstruktur und -zusammenhänge in der gemeindepsychiatrischen

Versorgung zum Ziel hat, die geeigneteste Population, da sich die Mehrzahl der gemeindepsychiatrischen Hilfeangebote und Einrichtungen vor allem an diese Patientengruppe richtet (vgl. Kap.1.2 u. 1.3).

Obwohl sich der Grad an Beeinträchtigung und sozialer Behinderung durch eine schizophrene Erkrankung individuell stark unterscheiden kann, haben sich in den vergangenen Jahrzehnten eine Reihe relativ gesicherter Prädiktoren und Risikofaktoren für einen ungünstigen Verlauf der Erkrankung herausgeschält. Als solche gelten u.a. ein niedriges Ersterkrankungsalter, männliches Geschlecht, soziale Isolation bzw. fehlende Unterstützung durch Familie oder Lebenspartner sowie berufliche Desintegration (Wyatt et al. 1988, Häfner et al. 1992, Riecher-Rössler et al. 1995). Um in der vorliegenden Untersuchung die Studienpopulation vor allem chronisch Kranke und vulnerable Patienten mit einem eher ungünstigen Krankheitsverlauf zu integrieren, wurden aus diesen Risikofaktoren weitere Einschlußkriterien für die Aufnahme in die Studie ausgewählt. Bei diesen handelte es sich um die nachfolgend aufgeführten, von denen die Patienten zusätzlich zur Diagnose Schizophrenie mindestens zwei aufweisen mußten:

- alleine lebend oder in beschützter Einrichtung lebend, oder in der Familie lebend, aber mit mindestens einer stationärpsychiatrischen Aufnahme in den zurückliegenden 12 Monaten (Risikofaktor 'Lebensverhältnisse')
- ohne Einkommen (keine bezahlte Tätigkeit)
- frühes Ersterkrankungsalter (Erstkontakt mit einer psychiatrischen Einrichtung vor dem 25. Lebensjahr)
- aktuell vorliegender Alkohol- oder Drogenmißbrauch
- männliches Geschlecht
- unverheiratet, geschieden oder getrennt lebend.

Diese Einschlußkriterien waren auf relativ einfache Art und Weise zu erheben. Sie sind international gut vergleichbar und wurden neben o.g. Gründen auch deshalb in dieser Form gewählt, um eine Homogenität der Stichproben bei künftigen internationalen Auswertungen zu sichern, da das Rahmenprojekt Teil einer multizentrischen Studie ist, die in methodisch vergleichbarer Vorgehensweise in sieben europäischen Ländern (Deutschland, Frankreich, Irland, Italien, Niederlande, Portugal, Spanien) durchgeführt wird (Kovess et al. 1996).

4.2.2   Untersuchtes Versorgungsgebiet

Die Untersuchungen bezogen sich auf die gemeindepsychiatrische Versorgung des Stadtkreises Mannheim. Deshalb mußten alle in die Studie aufgenommenen Patienten den ersten Wohnsitz innerhalb des Stadtkreises Mannheim haben.

Mannheim hat ca. 320.000 Einwohner. Die Stadt ist sehr stark industriell geprägt und weist mit ca. 20% einen sehr hohen Ausländeranteil auf. In der psychiatrischen Versorgung verfügt Mannheim über ein hochdifferenziertes, sehr gut ausgebautes Netz von Einrichtungen und Diensten, das Vorbildfunktion für die gemeindenahe psychiatrische Versorgung in Deutschland erlangt hat. Die Vielfalt der spezialisierten Einrichtungen

	Betten/Plätze
Stationäre Versorgung	
1 Zentralinstitut für Seelische Gesundheit (ZI)	202 *
1 Tagesklinik (ZI)	20
1 Altentagesklinik (ZI)	12
1 Landeskrankenhaus (Wiesloch)	ca. 200 **
Ambulante Versorgung	
3 Insitutsambulanzen (ZI)	*
1 Abteilung Gemeindepsychiatrie (ZI)	
1 Sozialpsychiatrischer Dienst	
1 Psychosoziale Beratungsstelle (PSB)	
23 Niedergelassene Nervenärzte	
Rehabilitative Versorgung	
6 Therapeutische Wohnheime für psychisch Kranke	183
9 Therapeutische Wohngemeinschaften	65
1 Arbeitstherapeutische Werkstätte	127
1 Mannheimer Starthilfeprojekt	120
1 Selbsthilfefirma	13
1 "Lädchen" der Abteilung Gemeindepsychiatrie (ZI)	12
1 "Zubrotprojekt"	8
7 Patientenclubs	
1 Tagestreff (ZI)	

Tabelle 4.1 Kernfeldeinrichtungen und -dienste der psychiatrischen Versorgung für die Einwohner Mannheims (Stand 1994).
*: einschließlich psychosomatische u. kinder- u. jugendpsychiatrische Klinik
** geschätzte Zahl der Betten für die Mannheimer Bevölkerung.

und Dienste insbesondere in der ambulanten und rehabilitativen Versorgung chronisch psychisch Kranker wird aus Tab.4.1 ersichtlich. Dieses System ist in ständiger Weiterentwicklung begriffen, wobei diese Entwicklung durch die Begleitforschung des Zentralinstituts für Seelische Gesundheit Systems in vielfacher Hinsicht evaluiert und dadurch optimiert und befruchtet worden ist (Häfner 1982, Häfner & Klug 1982, Häfner & an der Heiden 1983, Häfner & an der Heiden 1985, Rössler & Häfner 1985).

Für die stationärpsychiatrische Versorgung der Bevölkerung Mannheims ist neben dem im Stadtgebiet liegenden Zentralinstitut für Seelische Gesundheit als zweite Einrichtung das Psychiatrische Landeskrankenhaus (PLK) Wiesloch zuständig, das ca. 30 km von Mannheim entfernt liegt. Das PLK Wiesloch, das nach Abschluß der Erhebungsarbeiten für die vorliegende Untersuchung seine Organisationsform in die eines Psychiatrischen Zentrums wechselte, hielt 1994 ca. 1.200 vollstationäre Betten vor, von denen ca. 200 für Patienten aus dem Stadtkreis Mannheim bereitgestellt wurden (Ulmar 1994). Aufgrund dieser Versorgungsfunktion für die Mannheimer Bevölkerung wurde das PLK Wiesloch bezüglich stationärer Behandlungen von Studienpatienten in die Untersuchung einbezogen, obwohl es außerhalb der Kreisgrenzen lag.

4.2.3   Untersuchungszeitraum und Patientenrekrutierung

Der Untersuchungszeitraum betrug zwölf Monate. Jeder Patient wurde somit über ein Jahr hinweg bezüglich der untersuchten Variablen nachverfolgt. Der Beginn des Untersuchungszeitraums bestimmte sich bei jedem Patienten individuell durch seine Entlassung aus der stationären Behandlung (Indexhospitalisierung) in einem der beiden o.g. psychiatrischen Krankenhäuser.
Die Rekrutierung der Studienpatienten erfolgte zwischen Mai 1992 und Mai 1993. Somit war die Nachverfolgungs- und Erhebungsphase des zuletzt in die Studie aufgenommenen Patienten im Mai 1994 abgeschlossen. Die Rekrutierung der Patienten erfolgte gegen Ende der Indexhospitalisierung auf den jeweiligen Stationen. Der Nachverfolgungs- bzw. Erhebungszeitraum begann am Tag der Entlassung. Die Teilnahme war für die Patienten freiwillig. Die Einwilligung in die Teilnahme wurde schriftlich fixiert. Dies erfolgte nach einer ausführlichen Aufklärung über Studienzweck und -inhalte, wobei den Patienten die Einhaltung der datenschutzrechtlichen Bestimmungen garantiert wurde. Die Studienpatienten entbanden ihre behandelnden Ärzte und sonstigen Betreuungspersonen in und außerhalb der stationären Einrichtungen von der Schweigepflicht gegenüber dem Erhebungspersonal der Studie bezüglich der erhobenen Parameter. Den Patienten wurde aus-

drücklich versichert, daß sie im Laufe der Untersuchung jederzeit ihre Einwilligung zur Teilnahme zurückziehen konnten, ohne daß ihnen daraus Nachteile entstehen würden. Die Teilnahme war mit der Zahlung eines Probandengeldes von DM 100 pro Patient verbunden.

4.2.4   Merkmale der Studienpopulation

Insgesamt wurden während der Rekrutierungsperiode 108 Patienten, auf die die Einschlußkriterien zutrafen, auf eine Studienteilnahme hin angesprochen. Dreiunddreißig lehnten eine Teilnahme von vornherein ab, so daß 75 Patienten in die ursprüngliche Kohorte aufgenommen wurden. Im Laufe der Untersuchung brachen 8 Patienten die Teilnahme aus unterschiedlichen Gründen ab. Ein weiterer Patient verstarb im Untersuchungszeitraum, so daß nach Abschluß der Erhebungen die Daten von 66 Patienten in die Analysen einbezogen werden konnten. Auf diese 66 Patienten beziehen sich alle nachfolgenden Auswertungen der vorliegenden Untersuchung.

	Anzahl	
Patienten	66	100 %
männlich	40	60,6 %
weiblich	26	39,4 %
mittleres Alter (Jahre)	34,5	Std 10,8
stat. Vorbehandlungen (Anzahl, Mittelwert)	7,3	Std 5,6
mittlere Krankheitsdauer (Jahre)	10,7	Std 8,0
Einschlußkriterien:		
Schizophrenie (ICD 10)	66	100 %
Risikofaktor Lebensverhältnisse	51	77,3 %
ohne Einkommen	55	83,3 %
Erstkontakt < 25 Jahren	40	60,6 %
Drogen-/Alkoholmißbrauch	5	7,6 %
unverheiratet/getrennt lebend	65	98,5 %

Tabelle 4.2 Soziodemographische Variablen der Studienpopulation und Verteilung der Einschlußkriterien (Abkz.: Std= Standardabweichung, stat.=stationäre)

Repräsentativität der Studienpopulation im streng statistischen Sinne wurde durch das Auswahlverfahren nicht erreicht. Gemäß des naturalistischen Untersuchungsansatzes war jedoch dies nicht das Ziel, sondern es ging darum, die Inanspruchnahmerealität der ins Auge gefaßten Patientengruppe hinreichend genau abzubilden. Mit dem Einbezug beider für die stationärpsychiatrische Versorgung der Mannheimer Bevölkerung verantwortlichen Krankenhäuser (Zentralinstitut für Seelische Gesundheit und dem PLK Wiesloch) sowie einer einjährigen Rekrutierungsperiode kann davon ausgegangen werden, daß eine relevante Population vulnerabler Patienten mit der Diagnose Schizophrenie in die Studie aufgenommen werden konnte, deren Zusammensetzung und Beschaffenheit verallgemeinernde Aussagen möglich machte.

Einunddreißig der 66 Patienten (47,0%) wurden im Zentralinstitut für Seelische Gesundheit rekrutiert, 35 (53,0%) entstammten der stationären Behandlung des PLK Wiesloch. Von den 66 Patienten waren 40 (60,6%) männlichen Geschlechtes. Das mittlere Alter lag bei 34,5 Jahren. Einundsechzig (92,4%) Studienteilnehmer waren deutscher Staatsangehörigkeit. Im Durchschnitt hatten die Patienten bei Aufnahme in die Studie bereits 7,3 stationärpsychiatrische Aufenthalte hinter sich und wiesen eine mittlere Erkrankungsdauer von 10,7 Jahren auf. Die Verteilung der o.g. Einschlußkriterien und Risikofaktoren ist aus Tab.4.2 ersichtlich.

4.3   Untersuchungsinstrumente

4.3.1   Messung der Inanspruchnahme von Versorgungseinrichtungen und -maßnahmen

Die Kosten, die die Versorgung der Patienten im Untersuchungszeitraum verursachten sollten auf der Grundlage der tatsächlichen Inanspruchnahme der psychiatrischen Versorgungseinrichtungen in Mannheim ermittelt und berechnet werden. Demzufolge kam der Erfassung der Inanspruchnahme zentrale Priorität zu. Hierzu wurde das eigens für das Rahmenprojekt entwickelte *"Mannheim Service Recording Sheet - MSRS"* (Salize & Rössler 1994) eingesetzt, das die standardisierte, prospektive Erfassung von Kontakten zu psychiatrischen Versorgungseinrichtungen sowie der im Rahmen dieser Kontakte geleisteten Versorgungsmaßnahmen ermöglicht. Die verwendeten Maßnahmekategorien wurden bereits in Kap.2.5.1 beschrieben. Aus den mit dem MSRS erfaßten Informationen ließ sich das zeitliche Muster der Inanspruchnahme jedes Patienten über den Untersuchungszeitraum hinweg ermitteln, sowie Zahl und Art der kontaktierten Versorgungseinrichtungen und detaillierte Profile der Versorgungsleistungen, die jeder Patient im Rahmen der Kontakte zu den Einrichtungen erhielt. Der jeweilige Wohnstatus der Patienten sowie Zahl und Dauer stationärpsychiatrischer Wiederaufnahmen während des Untersuchungszeitraums wurden durch das MSRS ebenfalls dokumentiert.

Die Informationen wurden jeweils kurz nach dem Behandlungskontakt direkt bei den Versorgungseinrichtungen abgefragt, so daß die Unsicherheiten retrospektiver Patientenbefragungen vermieden werden konnten. Da eine Vollerhebung aller psychiatrisch relevanten Behandlungs- und Betreuungsleistungen angestrebt war, wurden nicht nur die in Tab.4.1 dargestellten Einrichtungen des engeren Kernfeldes der psychiatrischen Versorgung in Mannheim einbezogen, sondern auch eine Reihe weiterer Dienste des erweiterten Kernfeldes und des sog. psychiatrischen Vorfeldes sowie der allgemeinen Gesundheits- und Sozialversorgung, wenn diese Dienste oder Einrichtungen Behandlungs- oder Betreuungsleistungen erbrachten, die in direktem Zusammenhang mit der psychiatrischen Erkrankung der Patienten standen (z.B. wenn Haus- oder andere nichtpsychiatrische

- Haus-/Nichtpsychiatrische Fachärzte
- Niedergelassene Psychologen/Beratungsstellen
- Niedergelassene Ergotherapeuten
- Unbetreute Wohnheime
- Einrichtungen der beruflichen Rehabilitation
- Berufsrehabilitative Beratung Arbeitsamt
- Psychiatrischer Dienst Gesundheitsamt
- Betreuungsverein/Betreuungsstelle Sozialamt
- Polizei/Justiz/Sonstige

Tabelle 4.3 Einbezogene Einrichtungen des psychiatrischen Vor- und erweiterten Kernfeldes sowie Dienste der allgemeinen Gesundheits- und Sozialversorgung in Mannheim

Fachärzte die Verschreibung oder Kontrolle der neuroleptischen Medikation der Patienten vornahmen). Tab.4.3 stellt diese erweiterten, in die Inanspruchnahmemessung einbezogenen Einrichtungen dar.

Die Dokumentation der Inanspruchnahme der Studienpatienten erforderte die kontinuierliche Kontakthaltung zu dieser Vielzahl von Einrichtungen. Sie blieb jedoch trotz des erheblichen Zeit- und Personalaufwandes über den Untersuchungszeitraum hinweg in gleicher Güte gewährleistet.

4.3.2   Messung von Versorgungsbedarf und Bedarfsdeckung

Zur Identifikation von Einflußfaktoren auf die zu ermittelnden Versorgungskosten wurden weitere Instrumente in die Untersuchung einbezogen. Als potentielle Faktoren wurden vor allem soziodemographische Risikofaktoren, Parameter der Krankheitsvorgeschichte sowie des Versorgungsbedarfs und des Grades der Bedarfsdeckung der Patienten angesehen, sowie die von den Probanden subjektiv erlebte Lebensqualität und der Umfang des sie unterstützenden sozialen Netzes.

Die Messung des psychiatrischen Versorgungsbedarfs der Probanden erfolgte mit dem in England entwickelten "Needs for Care Assessment" (NCA) (*Brewin* et al. 1987, 1988). Es handelt sich dabei um ein auf Validiät und Reliabilität geprüftes Instrument (van Haaster et al. 1994a), das mittlerweile erfolgreich in mehreren internationalen Studien über die Versorgung psychisch Kranker eingesetzt worden ist (Brewin et al. 1988, Lesage et al 1991a, Lesage et al. 1991b, Salokangas et al. 1991, Lesage & Morissette 1993, van Haaster et al. 1994b, Wiersma et al. 1995, Honkonen 1995). Das Instrument erfaßt den Versorgungsbedarf sowie den Grad der Bedarfsdeckung auf standardisierte Art und Weise in zwei Bereichen: im Bereich klinischer Symptomatik sowie im soziotherapeutisch-rehabilitativen Bereich. Der klinische Bereich umfaßt neun Items, der soziotherapeutisch-rehabilitative Bereich elf. Tab.4.4 zeigt die Bedarfsitems im einzelnen.

Versorgungsbedarf bzw. Grad der Bedarfsdeckung wird dabei für jedes Item aus der Perspektive des professionellen Betreuungs- und Behandlungspersonals bestimmt, da die Einschätzung des vorliegenden Bedarfes sog. 'Key-informants' vornehmen. Dabei handelt es sich um direkt mit der Betreuung der Patienten befaßte Angehörige des Versorgungssystems, in der Regel diejenigen, die den engsten Kontakt zum Patienten besitzen oder seine Versorgungslage am besten überblicken.

Sektion A Klinischer Bedarfsbereich	Sektion B Sozioth.-rehabil. Bedarfsbereich
Produktive psychot. Symptomatik Negativsymptomatik Medikamentennebenwirkungen Neurotische Symptome Demenz, organische Psychosen Körperliche Erkrankungen Selbst-/fremdgefährdendes Verhalten Sozial unangepaßtes Verhalten Psychosozialer Streß	Körperpflege Einkaufen Ernährung Sauberhalten des Wohnraums Benutzung öff. Verkehrsmittel Freizeitgestaltung Bildungsangebote Arbeit Kommunikative Fertigkeiten Geldwirtschaft Behördengänge

Tabelle 4.4 Bereiche der Messung psychiatrischen Versorgungsbedarfs mittels 'Needs for Care Assessment-NCA' (Abkz.: sozioth.-rehabil.=soziotherapeutisch-rehabilitativ, psychot.=psychotische, öff.=öffentliche)

Der 'Key-informant' beurteilt die einzelnen Problembereiche oder Items danach, ob für den jeweiligen Patienten ein Versorgungsbedarf vorliegt. Wenn dies der Fall ist, erfolgt die Bewertung, ob die für das Problem adäquaten Versorgungsleistungen erbracht werden oder nicht, d.h. ob der Bedarf gedeckt ist. Das Instrument ist ebenfalls sensitiv für Situationen, in denen Versorgungsleistungen erbracht werden, ohne daß Bedarf vorhanden ist oder in denen Bedarf zwar vorhanden ist, dieser aber mit zur Verfügung stehenden Mitteln nicht deckbar ist. Mit dieser Vorgehensweise werden Versorgungsbedarf, Deckungsgrad und -lücken, etwaige Überversorgung sowie nicht deckbarer Bedarf identifiziert und quantifiziert.

Die durch die Bedarfsmessung erzielten Problemprofile der Patienten geben dabei gleichzeitig Auskunft über die individuelle psychopathologische Situation (Sektion A) sowie das Funktionsniveau im soziotherapeutisch-rehabilitativen Versorgungsbereich (Sektion B). Die Parameter haben die Qualität von Outcome-Maßen oder Wirksamkeitskriterien wie sie in Kap.2.6.1 diskutiert worden sind. In diesem Sinne wurden sie in der vorliegenden Untersuchung verwendet.

4.3.3   Messung der Lebensqualität

Die Erfassung der subjektiv empfundenen Lebensqualität der Patienten gehörte ebenfalls zum Erhebungsspektrum. Dies erfolgte auf dem Hintergrund, daß in den letzten Jahren in der Psychiatrie wie auch in anderen medizinischen Disziplinen zur Effektivitätsbeurteilung von Behandlungs- und Betreuungsmaßnahmen zunehmend auch Kriterien des subjektiven Erlebens der Patienten herangezogen werden.

In der vorliegenden Untersuchung sollte mit der Messung der Lebensqualität vor allem geprüft werden, ob sich subjektive Bewertungen der Lebenssituation und der Behandlung als Einflußfaktor auf die Versorgungskosten erweisen würden. Zur Messung der Lebensqualität wurde die *'Münchener Lebensqualitäts Dimensionen Liste (MLDL)'* benutzt (Heinisch et al. 1991).

Mit dem MLDL liegt ein reliables und valides Meßinstrument zur Erfassung der kognitiven Bewertung elementarer Lebensbereiche vor, das für den Einsatz in klinischen Studien als krankheitsübergreifendes Kerninstrument empfohlen wird (Heinisch et al. 1991). Das Instrument erfragt die subjektiv von den Patienten beurteilte Lebensqualität in 19 verschiedenen Lebensbereichen oder Items (vgl. Tab.4.5), die den Dimensionen Psyche, Physis, Sozialleben und Alltag zugeordnet sind. Die Lebensbereiche werden dabei von den Probanden sowohl im Hinblick auf "Zufriedenheit" wie auch im Hinblick auf die jeweilige individuelle Wichtigkeit der Lebensbereiche bewertet. Die Skala

Gesundheitliche Verfassung	Ehe/Partnerschaft
Körperliche Leistungsfähigkeit	Sexualleben
Geistige Leistungsfähigkeit	Familienleben
Persönliches Wohlbefinden	Freundschaften/Bekanntschaften
Selbstwertgefühl	Berufliche Situation
Entspannungsfähigkeit	Finanzielle Situation
Erfolg und Anerkennung	Wohnsituation
Unterstützng und Geborgenheit	Freizeit
Selbständigkeit im Alltag	Medizinische Behandlung
	Umgang mit Krankheit

Tabelle 4.5 Items der Messung individueller Lebenszufriedenheit mittels der 'Münchner Lebensqualitäts-Dimensionen-Liste -MLDL'

reicht dabei in 11 Stufen von 0 (sehr unzufrieden bzw unwichtig) bis zu 10 (sehr zufrieden bzw. wichtig). In den Auswertungen wird der Zufriedenheitswert mit dem Wichtigkeitswert zu einem Itemscore verrechnet, der die Bewertungsskala auf Werte zwischen -50 und +50 verbreitert. Alle 19 Itemscores werden zusätzlich dazu in einem Lebensqualitäts-Gesamtscore zusammengefaßt.

4.3.4   Messung der sozialen Unterstützung

Schließlich wurde das Ausmaß der *subjektiv wahrgenommenen* sozialen Unterstützung der Patienten erfragt. Hierzu wurde der "Fragebogen zur Sozialen Unterstützung (Kurzform)" (SSQ-6) benutzt (Leppin et al. 1986). Der Bogen erfragt von dem Patienten die Zahl der Personen und deren soziale Beziehung zu den Patienten, die Unterstützung und Hilfe in verschiedenen Gemütslagen oder kritischen, krankheitsbedingten Situationen bieten. Dadurch ergibt sich ein quantitativer Wert für die Größe des sozialen Netzes der Patienten, der sich falls erforderlich durch die Art der sozialen Position zum Unterstützer (unterteilt in die Kategorien Familienmitglieder, Freunde und Bekannte sowie als unterstützend empfundene Angehörige des professionellen Hilfesystems) differenzieren läßt.

Auch die Variablen des sozialen Netzes waren zur Untersuchung ihres Zusammenhangs mit den Versorgungskosten vorgesehen. Bei der Verknüpfung mit Kostengrößen wurde sich auf ein Gesamtscore bezogen, der lediglich die Gesamtzahl der Unterstützer wiedergab.

4.4   Erhebungsplan

Die Dokumentation der Inanspruchnahme von Versorgungsdiensten und -leistungen erfolgte prospektiv und kontinuierlich. Die Hauptmessungen des Versorgungsbedarfes und des Grades der Bedarfsdeckung wurden am Anfang und am Ende des Untersuchungszeitraumes vorgenommen. Zur Ermittlung von Veränderungen während des Untersuchungszeitraum wurde dieser Untersuchungsschritt jedoch in vierteljährlichen Abständen wiederholt. Lebensqualität und soziales Netz wurden am Ende der Nachverfolgungsperiode ermittelt.

Die Rahmenstudie der vorliegenden Untersuchung enthielt noch eine Reihe weiterer Erhebungsinstrumente. Hier wurden jedoch nur diejenigen Skalen und Variablen wiederge-

geben, die für die Kostenuntersuchung relevant waren und Eingang in die entsprechenden Analysen gefunden hatten.

Messungen (Instrumente)	Monate	nach	Entlassung		
	0	3	6	9	12
Versorgungsbedarf (NCA)	*	*	*	*	*
Bedarfsdeckung (NCA)	*	*	*	*	*
Inanspruchnahme (MSRS)	********	********	********	********	********
Lebensqualität (MLDL)					*
Soziale Unterstützung (SSQ)					*
Soziodemograph. Angaben	*				

Abb.4.1   Instrumente und Erhebungsplan

5   Ergebnisse

5.1   Ermittlung der direkten Kosten von Versorgungselementen

Bei der Anwendung der in Kap.2.5 beschriebenen methodischen Prinzipien zur Ermittlung der Kosten von Versorgungselementen unter den realen Bedingungen der Organisationsstruktur psychiatrischer Versorgung in Mannheim müssen die unterschiedlichen Leistungsentgeltverfahren und Finanzierungsmodi der beteiligten Einrichtungen und Trägerorganisationen berücksichtigt werden. Prinzipiell herrschen in der psychiatrischen Versorgung in Deutschland drei verschiedene Entgeltverfahren für erbrachte Leistungen vor:

> die Pflege- bzw. Tagessatzfinanzierung,
>
> die Einzelleistungsvergütung,
>
> die Finanzierung über Einrichtungsbudgets.

Trotz der Bestrebungen, die Finanzierungsmodi zu reformieren (vgl. Kap.6.1), bedingt diese Verfahrensheterogenität, daß es in Kostenstudien, die die Gesamtversorgung einer Region oder einer Patientengruppe untersuchen, kein allgemeingültiges, für alle Dienstarten, Einrichtungstypen und Versorgungsleistungen einheitliches Verfahren der Ermittlung und Zuordnung von Kosten psychiatrischer Versorgungselemente geben kann.

Nachfolgend werden die unterschiedlichen Verfahren beschrieben, die im Rahmen der vorliegenden Untersuchung bei der Kostenermittlung im Versorgungsgebiet Mannheim zur Anwendung gekommen sind. Daran anschließend erfolgt die Darstellung der Ergebnisse, d.h. die für alle in Mannheim an der Versorgung chronisch psychisch Kranker beteiligten Einrichtungen ermittelten direkten Kosten auf der Ebene einzelner Versorgungselemente, -maßnahmen oder Kontakte.

5.1.1   Kostenzuordnung auf der Basis von Tages-/Pflegesätzen

Die Kostenermittlung ist bei solchen Diensten am problemlosesten, deren Leistungen über Kostenpauschalen pro Zeiteinheit vergütet werden. Dies sind alle Einrichtungen, die Pflege- oder Tagessätze berechnen, also vor allem psychiatrische Wohnheime, beschützte

Werkstätten und psychiatrische Krankenhäuser. Durch Tages- oder Pflegesätze werden Komplettpakete der Versorgung abgegolten, ohne daß dabei nach Einzelmaßnahmen differenziert wird. Unterscheidungen werden lediglich in der Intensität der Betreuung oder Versorgung gemacht, wenn z.B. im psychiatrischen Krankenhaus unterschiedlich hohe Pflegesätze für die Akut- und Langzeitbehandlung in Ansatz gebracht werden.

Bei Einrichtungen mit Pflege- oder Tagessätzen werden sämtliche laufende Kosten der Leistungserbringung über die Pflegesätze abgegolten, ebenso auch Kapitalkosten wie Mieten, Abschreibungen usw. Die periodische Angleichung der Sätze in den Pflegesatz-verhandlungen unterstreicht das Kostendeckungsprinzip, das dieser Form des Leistungs-entgelts unterliegt. Dadurch können Pflegesätze als recht gute Schätzwerte für die Grenzkosten der Versorgung (vgl. Kap.2.4.5) in den entsprechenden Einrichtungen an-gesehen werden (Goldberg & Jones 1980). Somit erfüllen Pflegesätze die methodischen Anforderungen für Effizienzanalysen und können in entsprechende Berechnungen einge-setzt werden.

Eine Aufsplittung der Pflegesätze in Kosten einzelner Versorgungselemente scheitert bei der stationärpsychiatrischen Versorgung an der Komplexität der im Krankenhaus er-brachten Maßnahmepakete, die häufig so sehr ineinander verflochten sind, daß sich Ein-zelleistungen nicht mehr differenzieren lassen.

In Einrichtungen der komplementären Versorgung, die über Pflegesätze abrechnen, wird eine Einzelleistungsvergütung zumindest in Teilbereichen gegenwärtig angestrebt (vgl. Kap.6.1). Dies ist gegenwärtig jedoch noch nicht realisiert, so daß bei der Kostenermitt-lung im Rahmen der vorliegenden Untersuchung im Falle pflegesatzfinanzierter rehabili-tativer Einrichtungen ebenfalls keine Aufsplittung nach Einzelleistungen vorgenommen wurde, obwohl das zur Inanspruchnahmemessung verwendete Instrument (MSRS) eine solche Aufsplittung prinzipiell zuließ.

5.1.2   Kostenzuordnung auf der Basis von Einzelleistungsvergütungen

Auch Leistungserbringer, die über Gebührenordnungen abrechnen, müssen sämtliche Betriebskosten aus den über die Gebühren erzielten Erlöse bestreiten. Die Bewertung der Einzelleistungen in den jeweiligen Gebührenordnungskatalogen beruht dabei meist auf der Abschätzung eines durchschnittlichen zeitlichen Aufwands, der in Punkt- oder Zeitwerten ausgedrückt wird.

Im Gegensatz zu Tages- bzw. Pflegesätzen differenzieren Gebührenordnungen nach ein-zelnen Versorgungsmaßnahmen oder Maßnahmepaketen und ermöglichen so eine wesentlich detailliertere Abbildung der Leistungs- und Kostenstruktur. Das Versorgungselement, dem die Kosten zugeordnet werden können, ist nicht wie bei pflegesatzgestützten Einrichtungen das Komplettpaket bzw. der Pflegetag, sondern die einzelne Leistung. Auch hier erfüllen die in Kostengrößen umgesetzten Gebührenordnungsziffern die methodischen Anforderungen für Effizienzuntersuchungen der Kostenstruktur, weil sie die direkten Gesamtkosten der jeweiligen Versorgungselemente repräsentieren.

Die für die Versorgung psychisch Kranker relevanten Dienste, die sich nach diesem Verfahren finanzieren, sind niedergelassene Neuropsychiater und Allgemeinärzte, sowie andere Einrichtungen mit Kassenzulassung wie z.B. Institutsambulanzen und z.T. auch freie Psychologen und freie Ergotherapeuten. Für die Zuordnung von Kosten zu den erbrachten Maßnahmen oder Versorgungselementen sind die für den jeweiligen Dienst oder die jeweilige Berufsgruppe gültigen Gebührenordnungen heranzuziehen.

Im Fall psychiatrischer Institutsambulanzen kann eine strukturelle Nutzung der Ressourcen der beherbergenden Klinik vorliegen, die bei einer Reihe Institutsambulanzen versteckte Kosten verursacht, da eine ganze Reihe psychiatrischer Institutsambulanzen mit Kassenzulassung nicht kostendeckend arbeiten (Rössler et al. 1995). In der Praxis ist es allerdings sehr schwierig, diese versteckten Kosten zu identifizieren. Im vorliegenden Fall wurde die einzige Institutsambulanz für chronisch psychisch Kranke des Versorgungsgebiets bezüglich ihrer Kosten behandelt wie eine Praxis eines niedergelassenen Neuropsychiaters, was gleichbedeutend ist mit der Annahme einer Deckung der Betriebskosten durch die erzielten Gebühren.

5.1.3   Kostenzuordnung auf der Basis von Zeitwerten pro Versorgungselement/-maßnahme

Größere Schwierigkeiten bereitet die Zuordnung der Kosten bei Diensten der psychiatrischen Versorgung, die ihre Leistungen und Angebote aus einem jährlichen Gesamtbudget finanzieren. Gerade für die ambulant-rehabilitative psychiatrische Versorgung sind Dienste dieser Organisations- bzw. Finanzierungsform jedoch besonders charakteristisch (z.B. Sozialpsychiatrische Dienste, ambulante Dienste der beruflichen Rehabilitation usw.). Die Kosten für einzelne Leistungen oder Versorgungselemente solcher Dienste müssen gesondert ermittelt werden. Dabei dürfen die spezifischen Charakteristika der einzelnen Einrichtungen (Organisationsstruktur, Angebotsspektrum, Personalstruktur, Patientenzahl etc.) nicht vernachlässigt und müssen in der Kostenzuordnung berücksichtigt werden.

Im Rahmen der vorliegenden Untersuchung wurde eine entsprechende Berechnung der Kosten für die Leistungen eines solchen Dienstes exemplarisch durchgeführt. Ähnliche Berechnungsverfahren wurden in finnischen (Vinni et al. 1980) sowie in britischen Kostenuntersuchungen (PSSRU 1994) angewandt. Für die nachfolgend beschriebene Modellrechnung im Rahmen der vorliegenden Untersuchung wurde eine Einrichtung gewählt, die nach Angebots-, Organisations- und Patientenstruktur als modellhaft für einen Dienst in der außerstationären Versorgung chronisch psychisch Kranker in Mannheim gelten konnte. Es handelte sich dabei um den Sozialpsychiatrischen Dienst (SPDi) Mannheim.

5.1.3.1   Ermittlung der Zeitdauer von Versorgungselementen/-maßnahmen

Modellrechnung 1: Ermittlung der Zeitdauer von einzelnen Versorgungselementen/ -maßnahmen in einem spezialisierten Dienst der psychiatrisch-rehabilitativen Versorgung.

Im Sozialpsychiatrischen Dienst Mannheim wurde eine vierwöchige Time-Budget-Analyse durchgeführt, bei der die Mitarbeiter über den Analysezeitraum hinweg Art, Zahl und Dauer sämtlicher dienstlicher Aktivitäten dokumentierten. Auf diese Weise wurde der zeitliche Gesamtaufwand für die spezifischen Betreuungsangebote ersichtlich. Dieser wurde gewichtet mit der Zahl der Patienten, die die jeweiligen Betreuungsangebote in Anspruch genommen hatten. Alle Verwaltungs-, Fortbildungs-, Supervisionszeiten sowie die Dauer sonstiger dienstlicher Aktivitäten wurden ebenfalls erfaßt und in der Summe auf die Gesamtzahl der Patienten umgelegt. Fahrtzeiten für Hausbesuche wurden auf die gleiche Weise berücksichtigt.

Durch diese Modellrechnung ergab sich ein Katalog empirisch ermittelter durchschnittlicher Zeitwerte für die wichtigsten nichtärztlichen Versorgungsleistungen bzw. -elemente in der ambulant-rehabilitativen Versorgung chronisch psychisch Kranker. Die Versorgungselemente/-maßnahmen, die im internen Dienstbetrieb des SPDi Mannheim unterschieden werden, sowie die in der Time-Budget-Analyse ermittelte jeweilige durchschnittliche Dauer dieser Maßnahmen zeigt Tab.5.1. Die Tabelle enthält dabei bereits die durchschnittlichen Kosten der Maßnahmen oder Versorgungselemente, die sich durch die Multiplikation mit der in Modellrechnung 2 (s.u.) ermittelten Minutenkosten pro Fachkraft ergaben.

Versorgungsleistung	mittlere Dauer min.	mittlere Kosten DM
Beratung	33,1	37,4
Begleitung/Hilfen zur Alltagsbewältigung	91,3	103,17
Krisenintervention	31,7	35,82
Sozialanwaltliche Tätigkeiten	23,4	26,44
Verwaltungs- u. sonst. Tätigkeiten pro Pat./Woche	34	38,42
Hausbesuche (Zeitaufwand für Fahrt)	38	42,94

Tabelle 5.1 Mittlere Zeitdauer und mittlere Gesamtkosten pro Versorgungsmaßnahme bzw. -element des Sozialpsychiatrischen Dienstes Mannheim 1994

5.1.3.2   Ermittlung direkter Gesamtkosten pro Arbeitsminute

Modellrechnung 2: Ermittlung direkter Gesamtkosten pro Arbeitsminute für professionelle Helfer in der außerstationären Versorgung psychisch Kranker

Um die durchschnittlichen Gesamtkosten zu ermitteln, die im SPDi Mannheim zur Durchführung dieser Maßnahmen zum Zeitpunkt der Untersuchung aufgebracht werden mußten, war es erforderlich, die Dauer einer Einzelmaßnahme mit den durchschnittlichen Kosten pro beschäftigtem professionellem Helfer zu gewichten. Dieser Vorgang entspricht dem zweiten Schritt des in Kap.2.5 beschriebenen schematischen Ablaufs einer Kostenermittlung in der psychiatrischen Versorgung. Für die Berechnung war die Kenntnis des Gesamtbudgets des Dienstes im Bezugsjahr sowie der Mitarbeiterzahl und der Personalstruktur erforderlich.

Mit Kenntnis dieser Angaben wurden die Gesamtkosten pro Minute ermittelt, die aufgewendet werden mußten, um eine psychiatrische Fachkraft des Dienstes in den Stand zu versetzen, ihre Tätigkeit ausüben zu können. Die gesamten Bruttokosten des SPDi eines Jahres (also auch Mieten, Bürokosten, Fahrtkosten, Kosten der Schreibkraft etc.) wurden auf die Zahl der Stellen der in der Betreuung von Patienten eingesetzten professionellen Helfer und deren Jahresarbeitszeit umgelegt und daraus die Brutto-Gesamtkosten pro Arbeitsstunde bzw. -minute berechnet (vgl. Tab.5.2). Da der SPDi Mannheim keine ärztlichen Funktionen erfüllt und somit keine Kosten für Medikamente oder medizinische Verbrauchsgüter bestreiten muß, konnte der gesamte Sachkostenanteil des Jahresbudgets in die Berechnung der Zeitwertkosten der Mitarbeiter einbezogen werden.

Stellenzahl SPDi:	6 Fachkräfte
Gesamtbudget SPDi Mannheim (1994)	657.000 DM
Gesamtkosten pro Fachkraft (657.000 : 6)	109.500 DM

Berechnung der Arbeitszeit pro Fachkraft

Jahresarbeitszeit Fachkraft (bei 38,5 h/Woche) 2.000 h x 6 =	12.000 h
durchschn. Ausfallzeit: (Urlaub, Krankheit, Fortbildung etc.)	
ca. 19% (nach BAT) =	2.280 h
netto Arbeitszeit/Jahr SPDi gesamt	9.720 h
pro Fachkraft	1.620 h

Berechnung der Gesamtkosten pro Fachkraft/Stunde bzw. Minute

109.500	:	1.620	=	**67,60 DM**
(Jahreskosten)		(Jahresstunden)		(Kosten pro Stunde)
			=	**1,13 DM**
				(Kosten pro Minute)

Tab.5.2   Berechnung der Minutenkosten einer Fachkraft in der psychiatrischen Versorgung des Sozialpsychiatrischen Dienstes Mannheim

Der SPDi hatte im Untersuchungszeitraum sechs psychiatrische Fachkräfte beschäftigt, dabei handelte es sich um vier Sozialarbeiter bzw. Sozialarbeiterinnen, eine Pädagogin und um eine Fachkrankenschwester. Es wurde davon ausgegangen, daß sich das Lohngefälle zwischen Pädagogin und Fachkrankenschwester im Verhältnis zum Sozialarbeiter ungefähr ausglich, so daß die Modellrechnung sich einheitlich auf sechs sozialarbeiterische Fachkräfte bezog.

Die ermittelten Brutto-Gesamtkosten einer Arbeitsminute in der Höhe von DM 1,13 gelten somit für die Berufsgruppe der Sozialarbeiter. Der Wert ist gültig für das Bezugsjahr 1994. Bei späterer Anwendung muß er der Entwicklung der Lohnstruktur angepaßt werden.

Das Ergebnis kann zur Ermittlung der Minutenkosten anderer in der psychiatrischen Versorgung tätigen Berufsgruppen herangezogen werden (Psychologen etc.), da sich diese anhand der BAT-Gehaltsstufen aus dem Basiswert errechnen lassen. Da bis auf den

Sektor der niedergelassenen Ärzte und Psychologen fast die gesamte psychiatrische Versorgung den Lohnstrukturen des öffentlichen Dienstes folgt, kann dies bei fast allen spezialisierten Diensten der psychiatrischen Versorgung angewandt werden. Dies erspart den Aufwand, Modellrechnung 2 für jede einzelne Einrichtung eines Versorgungsgebietes durchführen zu müssen.

Die in Modellrechnung 1 unterschiedenen Maßnahmen können in anderen psychiatrischen Diensten je nach Spezifizierung des Dienstes unterschiedlichen zeitlichen Aufwand und unterschiedlichen Personaleinsatz bedingen. Dadurch ist für alle Dienste, denen Kosten zugeordnet werden sollen, zumindest die Kenntnis der durchschnittlichen Dauer einer Versorgungsmaßnahme sowie die Berufsgruppe bzw. BAT-Stufe des Leistungserbringers notwendig, um sie mit o.g. Minutenkosten gewichten zu können. Diese Angaben wurden in der vorliegenden Untersuchung bei allen beteiligten Einrichtungen erfragt. In einigen wenigen Fällen (s.u.), in denen entsprechende Auskünfte nicht erlangt werden konnten bzw. in denen die Leistungserbringer sich wegen der Heterogenität der Maßnahmen außerstande sahen, Durchschnittszeiten anzugeben, wurden die Kosten auf der Basis von Kontakten zu Einrichtungen zugeordnet.

5.1.4   Kostenzuordnung auf der Basis von Kontakten zwischen Patienten und Diensten/professionellen Helfern

Bei Konsultationen oder Patientenkontakten zu Versorgungseinrichtungen ohne Unterscheidung einzelner Maßnahmen handelt es sich um die allgemeinste Ebene, auf dem Versorgungselemente definiert werden können.
Da Kontakte zu Einrichtungen sich retrospektiv vergleichsweise am leichtesten ermitteln lassen, wurde diese Vorgehensweise bei der Inanspruchnahmemessung einer Reihe von Kostenstudien angewandt. In die Kostenberechnung eingesetzt werden in solchen Fällen meist Durchschnittskosten pro Kontakt. Dies ist jedoch problematisch, wenn die retrospektive Ermittlung der Kontakte sich auf Befragungen von Patienten stützt und der erfragte Zeitraum mehrere Monate in die Vergangenheit zurückreicht. Auf diese Verfahrensweise sollte nur dann zurückgegriffen werden, wenn gar keine anderen Informationsquellen verfügbar sind. In der vorliegenden Untersuchung wurden in einigen wenigen Einzelfällen die Kosten auf der Basis von Patientenkontakten zugeordnet. Allerdings erfolgte die Erfassung der Kontakte auch in diesen Fällen prospektiv, und die Informationen stammten von den Einrichtungen selbst.

5.2   Kosten der Elemente psychiatrischer Versorgung in Mannheim

Um die Gesamtkosten der psychiatrischen Versorgung der Patienten aus der Stichprobe der vorliegenden Untersuchung in ihrem tatsächlichen Umfang zu erfassen, mußten alle an der Versorgung beteiligten Dienste und Einrichtungen in ihren Einzelbeiträgen berücksichtigt werden. Dies waren alle für den Stadtkreis Mannheim zuständigen Einrichtungen und Dienste, die Leistungen erbrachten, die in einem direkten Zusammenhang mit der psychischen Störung der Patienten standen. Darunter fielen nicht nur die Dienste des psychiatrischen Kernfeldes, sondern auch eine Reihe von Einrichtungen der allgemeinen Gesundheits- und Sozialversorgung, wie z.B. Hausärzte oder die Betreuungsstelle des städtischen Sozialamtes, sowie weitere Leistungserbringer wie z.B. Polizei oder Angehörige von Justizbehörden, die lediglich zuarbeitende, gleichwohl für die psychiatrische Versorgung relevante Aufgaben erfüllten.

Mittels Tages- bzw. Pflegesätzen wurden die Kosten der Versorgungsleistungen folgender Einrichtungen erfaßt:
- Psychiatrische Krankenhäuser
- Betreute Wohnheime für psychisch Kranke
- Werkstatt für Behinderte
- Berufsrehabilitative Einrichtungen oder Maßnahmen

Gebührenordnungssätze wurden zur Kostenbewertung der Leistungen folgender Einrichtungsarten herangezogen:
- Niedergelassene Psychiater
- Institutsambulanz
- Haus- und andere nichtpsychiatrische Fachärzte
- Niedergelassene Ergotherapeuten
- Niedergelassene Psychologen
- Psychiatrischer Krisen- und Notfalldienst

Die Ermittlung des Kosten über Zeitwerte wurde bei den Leistungen folgender Einrichtungen vorgenommen:
- Sozialpsychiatrischer Dienst
- Psychosozialer Beratungsdienst

- Psychologische Beratungsstelle
- Betreute Wohngemeinschaften/betreutes Einzelwohnen (Mischform)
- Betreuungsstellen, bzw. -behörden (Sozialamt) (Mischform)
- Berufsrehabilitativer Beratungsdienst Arbeitsamt
- Starthilfe-Projekt
- Patientenclubs
- Zuverdienstprojekt
- Gesundheitsamt
- Justizbehörden, Polizei

Bei einigen Einrichtungen waren Mischformen der oben beschriebenen Kostenermittlungsverfahren erforderlich. Dies ist im Einzelfall vermerkt. Als einziger nicht an Einrichtungen und Dienste gebundener Kostenfaktor wurden die in der außerstationären Versorgung verordneten und von den Patienten eingenommenen psychiatrischen Medikamente zusätzlich in die Kostenermittlung einbezogen.

Bei allen Kostenzuordnungen wurden Preise bzw. Sätze des Jahres 1994 zugrundegelegt. Die Haupterhebungsphase der meisten Studienpatienten lag innerhalb dieses Kalenderjahrs. Um die Einheitlichkeit und Vergleichbarkeit von Kostengrößen zu wahren, wurden auch für Daten aus dem vorausgehenden bzw. nachfolgenden Jahr Kostenwerte des Jahres 1994 zugrundegelegt. In einigen Einrichtungen wurden Preise oder Pflegesätze während des Kalenderjahres 1994 verändert und neu angepaßt. In solchen Fällen wurde entweder der in der Jahresmitte geltende Satz oder aber ein errechnetes Jahresmittel zugrundegelegt.

Falls keine wesentlichen strukturellen Veränderungen der Finanzierungsmodi eintreten, können die untenstehenden empirisch ermittelten Kostenwerte der einzelnen Versorgungselemente und -einrichtungen bei Anpassung der jeweiligen Lohn- und Preissteigerungs- bzw. Inflationsraten auch über den eigentlichen Geltungszeitraum hinaus (Kalenderjahr 1994) Gültigkeit beanspruchen.

5.2.1   Elemente mit Tages- oder Pflegesatzfinanzierung

Stationärpsychiatrische Einrichtungen

Hierunter fielen die Psychiatrische Klinik des Zentralinstituts für Seelische Gesundheit sowie das PLK Wiesloch. In beiden Einrichtungen wurden im Laufe des Jahres 1994 die

Pflegesätze angepaßt. Zudem werden im Rahmen einer Behandlung im Zentralinstitut für Seelische Gesundheit eine Reihe von Sondersätzen und Spezialtarifen (Intensivstation, Tagesklinik etc.) berechnet, wenn entsprechende Behandlungen erfolgen. Die Inanspruchnahmemessung der vorliegenden Untersuchung unterschied jedoch nicht nach solchen Behandlungsarten, sondern registrierte als kleinste Erhebungseinheit lediglich den stationären Behandlungstag. Deshalb wurde bei stationärer Behandlung im Zentralinstitut generell der mittlere Pflegesatz des Jahres 1994 zum Ansatz gebracht. Bei Behandlung im PLK Wiesloch wurde der Pflegesatz für die Akutbehandlung, der am 31.3.1994 gültig war, in die Kostenrechnung eingesetzt.

Zentralinstitut für Seelische Gesundheit (Pflegesatz, Jahresmittel)   DM 340,01
PLK Wiesloch (Pflegesatz, 31.3.1994)   DM 251,76

Betreute Wohnheime

In Mannheim wurden 1994 untenstehende therapeutische Wohnheime für psychisch kranke Erwachsene vorgehalten. Sie unterstanden verschiedenen Trägern und berechneten unterschiedliche Tagessätze. Für die vorliegende Kostenuntersuchung wurden in die Kategorie 'betreute Wohnheime' ebenfalls das Altenheim Bürgerspital sowie das Käthe-Luther-Heim aufgenommen, weil diese in reduzierter Zahl ebenfalls psychisch Kranke betreuten, ohne jedoch über die Personalschlüssel und die psychiatrisch ausgebildeten Fachkräfte der anderen Heime zu verfügen. Die Abgrenzung zum allgemeinen Pflegeheimsektor ist in diesen Fällen sicherlich fließend, jedoch kann aufgrund des Vorhandenseins von krankenpflegerisch ausgebildetem Personal die Einstufung als betreute Wohnheime im vorliegenden Fall noch vertreten werden. Die unterschiedliche Betreuungsintensität bildet sich in den Pflegesätzen ab.
Wenn sich ein Bewohner in stationärpsychiatrischer Behandlung befand, seine Rückkehr ins Heim jedoch zeitlich absehbar war, wurde bei allen Heimen für die Dauer des stationären Aufenthaltes ein reduzierter Tagessatz, das sog. Bettengeld (ca. 75% des vollen Satzes) in Ansatz gebracht. Einige der untenstehenden Heime unterhielten Außenwohngruppen, für deren Kosten der Pflegesatz des Stammhauses galt.

Im Falle betreuter Wohngemeinschaften, die ebenfalls von einigen untenstehenden Heimen getragen und personell mitversorgt wurden, wurden die Kosten nach der weiter unten beschriebenen Methode für betreute Wohngemeinschaften ermittelt.

Heim	Bettengeld	Pflegesatz
Elisabeth-Lutz-Haus	DM 86,33	DM 115,10
St.Anna-Haus	DM 81,08	DM 108,10
Rudolf-Petereit-Haus	DM 82,58	DM 110,10
Monika-Heim	DM 85,80	DM 114,40
Käthe-Luther-Heim	DM 43,42	DM 57,90
Bürgerspital	DM 64,65	DM 86,20

Unbetreute Wohnheime

Eine kurzfristige Unterbringungsmöglichkeit für psychisch Kranke stellen die diversen Männer- bzw. Frauenwohnheime Mannheims dar. Sie gehören nicht zum psychiatrischen Versorgungssystem und bieten auch keine spezialisierte psychiatrische Betreuung an. Da sie jedoch in individuellen Krisensituationen ein weiteres Abgleiten in soziale Instabilität verhindern helfen können, wurde ihre Inanspruchnahme in der vorliegenden Untersuchung miterfaßt und ihre Kosten als psychiatrische Versorgungskosten verbucht. Stellvertretend wurde der Tagessatz für ein Bett in einem Einzelzimmer des Hauses Bethanien, das in diesem Zusammenhang von Patienten der Studienpopulation am häufigsten in Anspruch genommen wurde, als Wert für alle unbetreuten Wohnheime in die Kostenrechnung aufgenommen. Das sog. Bettengeld wird für Heime dieser Kategorie nicht gezahlt.

Unbetreute Wohnheime (Satz Haus Bethanien)   DM 43,80

Beschützte Werkstätte

Mannheim verfügt in diesem Versorgungsbereich über die Arbeitstherapeutische Werkstätte, die für die Versorgung psychisch Kranker und Behinderter anerkannt ist. Die Einrichtung hat zwei Tagessätze, die sich nach der Betreuungsintensität und damit auch nach den Tarifen unterscheiden. Der Tagessatz für den Eingangs- bzw. Trainingsbereich betrug 1994 DM 59,10, der für den Arbeitsbereich DM 40,80. Da bei der Inanspruchnahmeerfassung der vorliegenden Untersuchung nicht unterschieden wurde, ob bei Werkstattbesuchen ein Patient im Eingangs-/Trainingsbereich oder im Arbeitsbereich betreut wurde, wurde beim Kosteneinsatz von der Annahme eines jeweils 50%igen Anteils ausgegangen. Die eingesetzte Kostengröße pro Tag in der Arbeitstherapeutischen Werkstätte betrug somit (59,10+40,80)/2 = DM 49,95.

Arbeitstherapeutische Werkstätte (mittlerer Tagessatz)   DM 49,95

Berufsrehabilitative Einrichtungen

Die berufliche Rehabilitation psychisch Kranker steht in den letzten Jahren im Zentrum der Bemühungen zur Verbesserung der komplementären Versorgung dieser Patientengruppe. Im Versorgungsgebiet Mannheim bedeutete berufliche Rehabilitation von psychisch Kranken aus der Untersuchungspopulation zum Zeitpunkt der Durchführung der vorliegenden Untersuchung in der Regel Trainingsmaßnahen in der Arbeitstherapeutischen Werkstätte für psychisch Behinderte, falls die Rehabilitationsmaßnahme nicht in einem der anderen Spezialdienste des berufsrehabilitativen Sektors durchgeführt wurde (Starthilfe-Projekt etc.). In letztgenanntem Fall wurden die Kosten der beruflichen Rehabilitation nach der Verfahrensweise für den entsprechenden Dienst ermittelt (s.u.), bei anderweitigen beruflichen Rehabilitationsmaßnahmen wurde der Tagessatz des Trainingsbereiches der Arbeitstherapeutischen Werkstätte in Höhe von DM 59,10 in Ansatz gebracht.

Die Implementierung einer Rehabilitationseinrichtung für psychisch Kranke (RPK), deren Ziel in einem integrierten Ansatz ebenfalls die berufliche Wiedereingliederung psychisch Kranker ist (und die deshalb wesentlich höhere direkte Kosten als die Arbeitstherapeutische Werkstätte aufweist), fand in Mannheim erst nach der Durchführung der vorliegenden Studie statt.

Berufliche Rehabilitationsmaßnahme (Tagessatz)   DM 59,10

5.2.2   Elemente mit Einzelleistungsvergütung bzw. Gebührenordnungsfinanzierung

Institutsambulanz des Zentralinstituts für Seelische Gesundheit

Seit 1976 besteht für psychiatrische Fachkrankenhäuser und psychiatrischen Abteilungen an Allgemeinkrankenhäusern in Baden-Württemberg die Möglichkeit, multidisziplinär besetzte Institutsambulanzen einzurichten (Rössler et al. 1995). Im Falle der kassenärztlichen Zulassung einer Institutsambulanz wird die Leistungsabrechnung wie in einer kassenärztlich zugelassenen Praxis gehandhabt. Das bedeutet eine Einzelleistungsvergütung nach den Abrechnungsziffern des Einheitlichen Bewertungsmaßstabs (EBM) der Kassenärztlichen Bundesvereinigung. Per Definition werden in den berechnungsfähigen Leistungen u.a. allgemeine Praxiskosten (Miete, Instandhaltung, Telefon, Löhne von Angestellten etc.), die Nutzung bzw. Anwendung ärztlicher Gerätschaften und Untersuchungsmaterial pauschal mitvergütet (Kassenärztliche Bundesvereinigung 1994). Somit ergeben sich die direkten Gesamtkosten der Versorgungsmaßnahmen für bestimmte Patientengruppen solcher Einrichtungen durch die Summe der durch die Abrechnungsziffern ermittelten Kosten für Einzelleistungen.

Die Institutsambulanz des Zentralinstituts für Seelische Gesundheit fällt als einzige Einrichtung ihrer Art im hier behandelten Versorgungsgebiet unter diese Definition. Um die Kosten ihrer Einzelleistungen für die Patienten der Studienpopulation zu bestimmen, mußten die Maßnahmekategorien aus der Inanspruchnahmemessung der vorliegenden Studie mit den wesentlich feiner ausdifferenzierten psychiatrischen Leistungen des EBM-Katalogs in Deckung gebracht werden. Dies führte zu nachfolgend aufgeführtem Einzelleistungsspektrum, das im Rahmen der Behandlung durch die Institutsambulanz des Zentralinstituts quantitativ erfaßt und mit den jeweiligen EBM-Punktwerten gewichtet werden konnte. Im Jahr 1994 wurde ein EBM-Punktwert mit DM 0,11 vergütet.

Einzelleistung	EBM- Ziffer	EBM Punktwert	Kosten
Gesprächsbehandlung	825	230	DM 25,30
Verbale Intervention	851	300	DM 33,00
Depotinjektion	252	40	DM 4,00
Krisenintervention	826	500	DM 55,00
vollständiger psychiatrischer Status	820	320	DM 35,20
Einleitung flankierender Maßnahmen	836	300	DM 33,00

Niedergelassene Nervenärzte und Psychiater
Für Nervenärzte und Psychiater in eigener Praxis wurde das gleiche Kostenbewertungsverfahren wie bei der Institutsambulanz des Zentralinstituts für Seelische Gesundheit angewandt. Die oben aufgeführten Einzelleistungen sowie deren Kostenbewertung waren somit auch für diesen Einrichtungstyp gültig.

Hausärzte

Allgemeinmediziner und Hausärzte sind in erheblichem Umfang an der ambulanten psychiatrischen Versorgung psychisch Kranker beteiligt (Rössler & Salize 1993a). Ihre Inanspruchnahme seitens der Studienpatienten wurde im Rahmen der vorliegenden Untersuchung registriert, wenn die Maßnahmen und Leistungen in direkter Beziehung zu der psychiatrischen Erkrankung der Patienten standen. Prinzipiell konnte auch bei den Hausärzten der gesamte, bei der Institutsambulanz beschriebene Leistungskatalog zur Anwendung kommen. Die Kostenbewertung wurde somit in der gleichen Weise wie bei der Institutsambulanz sowie den niedergelassenen Psychiatern vorgenommen. Allerdings war in der Realität die tatsächliche Bandbreite der durch Allgemeinmediziner und Hausärzte für die Studienpatienten geleisteten psychiatrischen Versorgungsmaßnahmen deutlich eingeschränkter als bei den Spezialisten.

Psychiatrischer Krisen- und Notfalldienst

Das Zentralinstitut für Seelische Gesundheit verfügt über einen 24-stündigen Psychiatrischen Krisen- und Notfalldienst, der ein unverzichtbarer Baustein der Versorgung psychisch Kranker in Mannheim darstellt. Er ist in den Räumlichkeiten des Zentralinstituts angesiedelt und verfügt über eine Außenstelle im Klinikum Mannheim (Häfner-Ranabauer & Günzler 1984, Rössler & Salize 1993b). In beiden Anlaufstellen wurde die Inanspruchnahme seitens der Studienpatienten registriert. Durch seine institutionelle Zugehörigkeit zur Institutsambulanz war auch der Psychiatrische Krisen- und Notfalldienst bezüglich der Kostenermittlung einer kassenärztlich zugelassenen psychiatrischen Praxis gleichzusetzen. Die Kosten der einzelnen Maßnahmen wurden somit in der gleichen Weise wie in den vorgenannten Fällen über die Abrechnungsziffern des Einheitlichen Bewertungsmaßstabs bestimmt. Durch die Zweckbestimmung des Dienstes rückte vor allem die Abrechnungsziffer 826 (Krisenintervention) in den Vordergrund, jedoch wurden im Rahmen der Kontakte von Studienpatienten zum Psychiatrischen Krisen- und Notfalldienst auch andere psychiatrische Versorgungsleistungen erbracht.

Niedergelassene Psychologen

Im Einzelfall werden niedergelassene Psychologen auch bei chronisch psychisch Kranken tätig. Die Behandlung findet dann meist im Rahmen des ärztlichen Delegationsverfahren statt, und die Kosten berechnen sich nach den EBM-Gebührenordnungsziffern für psy-

chotherapeutische Leistungen. In Frage kommen die Ziffern 865-868 für tiefenpsycho-
logische oder verhaltenstherapeutische Einzel- oder Gruppenbehandlungen. Alle diese
Leistungen weisen den Punktwert 1100 auf. Somit berechneten sich die Kosten eines
therapeutischen Kontaktes (Therapiestunde) eines Studienpatienten nach der Formel DM
0,11 * 1100 = DM 121,00.

Psychotherapie durch niedergelassenen Psychologen (Therapiestunde)   DM 121,00

Niedergelassene Ergotherapeuten

Durch die neue Heil- und Hilfsmittelverordnung ist es Ergotherapeuten in freier Praxis
seit 1990 ermöglicht, auf ärztliche Verordnung 'Beschäftigungs- und Arbeitstherapie sowie Belastungserprobung bei psychischen Funktionseinschränkungen' zu Lasten der
Krankenversicherung durchzuführen (Bundesausschuß der Ärzte und Krankenkassen
1991, Haerlin 1992). Die jeweiligen Leistungsentgelte für die entsprechenden Tätigkeiten
variieren von Bundesland zu Bundesland z.T. beträchtlich (Rössler et al. 1996). In
Mannheim berechneten im Jahre 1994 niedergelassene Ergotherapeuten für die entsprechende Maßnahme (in der Regel handelte es sich dabei um eine 60-minütige Therapiestunde) den Gebührenordnungssatz von DM 77,70 (ab 1.4.94, Primärkassen sowie
Sozialamt) bzw. DM 63,10 (ab 1.7.93 gültig bis einschl. 1994, Ersatzkassen). Bei den
Studienpatienten wurde somit pro in Anspruch genommener Therapiestunde der Mittelwert beider Sätze (77,70+63,10)/2 = DM 70,40 in Ansatz gebracht.

Ambulante Ergotherapie (mittlere Kosten/Therapiestunde 1994)   DM 70,40

5.2.3   Elemente mit zeitwertbezogener Kostenermittlung

Sozialpsychiatrischer Dienst

Beim Sozialpsychiatrischen Dienst (SPDi) Mannheim konnten die Elementkosten wie
oben beschrieben (Kap.5.1.3.1) aufgrund der in diesem Dienst durchgeführten Time-
Budget-Analyse auf der Ebene der einzelnen, vom SPDi erbrachten Versorgungsmaßnahmen ermittelt werden. Die Abstimmung des internen Maßnahmenkatalogs des SPDi
mit den Maßnahmekategorien des Mannheim-Service-Recording-Sheets (MSRS), das bei
der Erfassung der Inanspruchnahme des SPDi durch die Studienpatienten verwendet

wurde, ergab untenstehendes Spektrum von Versorgungselementen, das Eingang in die Kostenrechnung der vorliegenden Untersuchung fand.

	mittl. Dauer	Kosten
SPDi Beratung	33,1 min	DM 37,40
SPDi Begleitung/Hilfen zur Alltagsbewältigung	91,3 min	DM 103,17
SPDi Krisenintervention	31,7 min	DM 35,82
SPDi Sozialanwaltliche Leistungen	23,4 min	DM 26,44
SPDi Verwaltungs- u. sonst. Tätigkeiten (pro Patient/Woche)	34,0 min	DM 38,42
SPDi Hausbesuch (Zeitaufwand für Fahrt)	38,0 min	DM 42,94

Psychosoziale Beratungsstelle

Bei der Psychosozialen Beratungsstelle (PSB) Mannheim handelt es sich um einen speziellen Dienst für die Betreuung psychisch Kranker am Arbeitsplatz bzw. bei Problemen im Zusammenhang mit der Arbeit. Sie ist Teil eines in den alten Bundesländern nahezu flächendeckenden Netzwerks von Fachdiensten für die berufliche Eingliederung von Schwerbehinderten im Rahmen der begleitenden Hilfe im Arbeitsleben (LWV Baden 1993). Die Tätigkeiten im Rahmen einer Beratung oder Betreuung der PSB sind vielfältig und werden bei einer Klassifikation mittels der in der vorliegenden Studie verwendeten Maßnahmekategorien nicht hinreichend adäquat abgebildet. Deshalb wurden die Kosten einer Betreuung durch den PSB Mannheim über einen Durchschnitts-Zeitwert für den einzelnen Kontakt eines Klienten ermittelt.

Nach Auskunft der hauptamtlichen Mitarbeiter des Dienstes dauerte ein durchschnittlicher Kontakt eines Klienten im Jahre 1994 ca. eine Stunde. Dazu kam noch einmal der gleiche zeitliche Aufwand für Vorbereitung und Nacharbeiten hinzu (Aktenarbeiten, Telefonate, Kontakte zu Arbeitgebern etc.). Das Personal des Mannheimer PSB bestand 1994 aus einem Psychologen und einer Sozialarbeiterin (jeweils volle Stellen). Bei Anlegung der in der Time-Budget-Analyse (s.o.) ermittelten Kosten für Personal in der psychosozialen Betreuung psychisch Kranker (unter Angleichung dieser Werte an die entsprechenden BAT-Gehaltsstufen) ergaben sich für eine Fachkraft des PSB Mannheim folgende mittlere Bruttokosten pro Minute: (DM 1,13 + DM 1,45)/2 = DM 1,29. Um die durchschnittlichen Kosten eines Klientenkontaktes zu erhalten, mußte dieser Wert mit der durchschnittlichen Dauer eines solchen Kontaktes (120 Minuten, s.o.) multipliziert werden.

Die Hauptfürsorgestelle des LWV Baden hatte als Trägers der PSB in einer eigenen früheren Untersuchung die monatlichen Durchschnittskosten der Betreuung eines Klienten in den PSB ihres Verantwortungsbereiches mit ca. DM 450 beziffert (LWV Baden 1993). Auf die Nutzung dieses Durchschnittswertes wurde zugunsten obiger Berechnung verzichtet.

Bruttokosten Psychosoziale Beratungsstelle (Kontakt)   DM 154,80

Psychologische Beratungsstelle

Die Betreuung von an Schizophrenie erkrankten Patienten durch allgemeine psychologische Beratungsstellen ist eher selten. In geringem Umfang wurde ein solcher Dienst bei Patienten aus der untersuchten Population tätig, wodurch die Kostenzuordnung für diese Versorgungsleistung notwendig wurde. Der betreffende Dienst hatte in einer eigenen Untersuchung durchschnittliche Bruttokosten eines Beratungstermins (einschließlich Vor- und Nachbereitung) in einer Höhe von DM 120 ermittelt. Dieser Wert wurde für die vorliegende Untersuchung übernommen.

Konsultation Psychologische Beratungsstelle (Kontakt)   DM 120,00

Betreute Wohngemeinschaften/Betreutes Einzelwohnen

Betreuungspersonal in betreuten Wohngemeinschaften wird landesweit nach einem Personalschlüssel von einem Betreuer auf 10-12 Bewohner zugemessen. Das Betreuungspersonal rekrutiert sich in der Regel aus Sozialarbeitern. Personalschlüssel und Einstufung in Besoldungsgruppen differieren dabei nach Trägern. Die in Mannheim vorgehaltenen betreuten Wohngemeinschaften für psychisch Kranke unterstehen ebenfalls verschiedenen Trägern. Für die Kostenberechnung wurde deshalb von einem mittleren Personalschlüssel von 1:11 ausgegangen. Die Betreuungskosten für einen Unterbringungstag eines Patienten in einer betreuten Wohngemeinschaft berechneten sich entsprechend des Ansatzes der vorliegenden Untersuchung nach folgender Formel: Brutto-Gesamtkosten pro Woche eines Sozialarbeiters (38,5 h-Woche) geteilt durch 7 Tage mal 11 Bewohner. Bei Zugrundelegung der oben errechneten Minutenkosten für die sozialarbeiterische Tätigkeit (DM 1,13) ergab dies die Gleichung 2.610, 30 : (7 x 11). Das ergab DM 33,90. Dieser Betrag war gleichbedeutend mit den Gesamt-Betreuungskosten eines Patienten pro Wohntag im Rahmen seiner Unterbringung in einer betreuten Wohngemeinschaft.

Der gleiche Wert galt für das betreute Einzelwohnen, da dieser Betreuungsform der gleiche Personalschlüssel zugrundeliegt. In diesem Wert waren die fixen Kosten der Träger (Büro-, Verwaltungskosten etc.) repräsentiert, da diese in den zugrunde gelegten Minutenkosten enthalten waren.

Gebäudekosten für die Wohnräume im Rahmen des betreuten Wohnens in Wohngemeinschaften bzw. des betreuten Einzelwohnens sind durch die Mieten gedeckt, die die Bewohner aufbringen müssen. Sie entsprechen in der Regel den örtlichen Mietspiegeln, und werden diesen periodisch angepaßt. Sie wurden gemäß des methodischen Ansatzes der vorliegenden Untersuchung nicht als direkte Versorgungskosten gewertet.

In den Zeiten, in denen Studienpatienten aus betreuten Wohngemeinschaften stationärpsychiatrisch behandelt wurden, liefen die Kosten des Betreuungspersonals für den betreffenden Bewohner weiter, da der Wohnplatz dem Patienten freigehalten wurde Die auf diese Weise entstandenen doppelten Unterbringungskosten für stationäre Behandlungsepisoden (tägliche Betreuungskosten in der Wohngemeinschaft plus Tagespflegesatz im Krankenhaus) wurden in der Kostenberechnung berücksichtigt.

In Mannheim sind die meisten betreuten Wohngemeinschaften durch die betreuenden Sozialarbeiter zu Fuß zu erreichen. Es entstanden dadurch nur im Einzelfall geringfügige Fahrtkosten, die jedoch ebenfalls erfaßt worden sind.

Betreuungskosten betr. Wohngemeinschaften/Einzelwohnen (pro Patient/Tag) DM 33,90

Starthilfe-Projekt

Das Mannheimer Starthilfe-Projekt ist ein am Zentralinstitut für Seelische Gesundheit angesiedelter Spezialdienst, der im Rahmen eines klinischen und nachklinischen Programms psychisch Kranke auf den beruflichen Erst- oder Wiedereinstieg vorbereitet und dabei begleitet. Das Projekt vermittelt psychisch kranke Patienten zu Trainings- und Belastungserprobungen unter realistischen Arbeitsbedingungen in Betriebe und Institutionen im Mannheimer Raum. Dabei ist das Ziel, die Patienten dauerhaft in den Arbeitsmarkt zu integrieren (Mannheimer Starthilfe-Projekt 1994). Das Projekt verfügte 1994 über zwei hauptamtliche Mitarbeiter (Diplom-Sozialarbeiter und Diplom-Sozialpädagoge). Supervision wird durch die Projektleiterin geleistet. Räumlichkeiten und weitere Ressourcen werden durch das Zentralinstitut für Seelische Gesundheit bzw. Fördermittel gestellt. Da der im Rahmen der Inanspruchnahme des Starthilfe-Projektes durch Studienpatienten in Ansatz gebrachte Minutenwert für sozialarbeiterisches Personal in der psychosozialen Betreuung solche Kosten bereits mitberücksichtigte, flossen diese Leistungen auf diese

Weise in die Kostenberechnung ein. Die mittlere Zeitdauer eines Patientenkontaktes bezifferte die Leiterin des Starthilfe-Projektes auf 60 Minuten. Die Dauer der notwendigen Vor- und Nachbereitungen mit allen zusätzlichen Telefonaten, Kontakten mit Arbeitgebern usw. wurden mit weiteren 60 min. angegeben. Somit errechneten sich die Kosten eines Patientenkontaktes im Rahmen der Betreuung durch das Starthilfe-Projekt Mannheim folgendermaßen: 120 min. * 1,13 DM = 135,60.

Starthilfe-Projekt (Patientenkontakt)   DM 135,60

Arbeitsamt, Abteilung Berufliche Rehabilitation

Die berufliche Rehabilitationsberatung des Arbeitsamtes Mannheim wird von einem hauptamtlichen Mitarbeiter (Gehaltsstufe BAT III) geleistet. Der mittlere zeitliche Aufwand eines Patientenkontaktes wurde von dem betreffenden Mitarbeiter mit 30 min. beziffert. Somit errechneten sich die Kosten eines Patientenkontaktes nach der Formel:
30 min. * 1,45 DM = 43,50 DM.

Berufliche Rehabilitationsberatung Arbeitsamt (Patientenkontakt)   DM 43,50

Abteilung Gemeindepsychiatrie am Zentralinstitut für Seelische Gesundheit

Die Abteilung Gemeindepsychiatrie am Zentralinstitut für Seelische Gesundheit erfüllt wichtige Funktionen in der gemeindepsychiatrischen Versorgung psychisch Kranker in Mannheim. Durch ihre, mit der Geschichte des Zentralinstituts beim modellhaften Aufbau gemeindepsychiatrischer Strukturen eng verflochtene und in Deutschland einzigartigen Funktionsweise stellt sie ein wichtiges Bindeglied zwischen den ansonsten strukturell deutlich von einander abgegrenzten stationären und ambulanten Bereichen psychiatrischer Versorgung dar (Voges 1990). Die Abteilung ist Träger einer Reihe von Hilfeangeboten, wie z.B. im Bereich tagesstrukturierender Maßnahmen (Patientenclubs, Tagestreffs usw.) sowie im Bereich betreuten Wohnens (20 Wohngemeinschaftsplätze). Hinzu kommt die vorberufliche Rehabilitationsbegleitung sowie die Einzelberatung von ambulanten Patienten und deren Angehörigen. Weiterhin gehört die fachliche Beratung der Mitarbeiter gemeindepsychiatrischer Dienste Mannheims in allen Belangen der Versorgung psychisch Kranker zu den Aufgaben der Abteilung sowie weiterführend die Vermittlung zwischen allen für die Versorgung psychisch Kranker wichtigen Organisationen und Strukturen.

Diese komplexen Versorgungs-, koordinativen und supervidierenden Aufgaben haben eine ebenso komplexe Finanzierungsstruktur der Leistungen der Abteilung zur Folge. Zum Teil werden die Leistungen der Abteilung durch vertraglich vereinbarte Ausgleichszahlungen der beratenen externen Einrichtungen finanziert (vor allem bei den Beratungs-, Supervisions- und Versorgungsleistungen der Abteilungspsychiater). Von einer Kostendeckung kann hierbei jedoch nicht ausgegangen werden, da bei einzelnen Einrichtungen (wie z.B. bei der beschützten Werkstatt) aus verschiedenen Gründen für die Einrichtungen kostenneutrale Beratungen geleistet werden. Generell leistet das Zentralinstitut für Seelische Gesundheit als Träger einen erheblichen infrastrukturellen und kostenrelevanten Beitrag zu den Abteilungsangeboten. Die Höhe dieses Beitrages läßt sich quantitativ nicht exakt beziffern, und er ist zudem nicht aus den Pflegesätzen des Zentralinstituts erwirtschaftet, da die Etats der Abteilung Gemeindepsychiatrie aus Mitteln für Forschung und Lehre bestritten werden.

Eine Abbildung der Kostenstruktur konkreter Abteilungsleistungen wird dadurch natürlich sehr verkompliziert. Die Kosten von Versorgungsleistungen der Abteilung auf dem Gebiet des betreuten Wohnens und der Patientenclubs wurden auf die im vorliegenden Kapitel für diese Versorgungsformen beschriebene Art und Weise ermittelt und - falls Patienten aus der Studienpopulation Abteilungsleistungen dieser Bereiche in Anspruch genommen haben - unter den Rubriken dieser Versorgungsformen erfaßt. Gesonderte ambulante Leistungen (Beratungen etc.) der Abteilung fanden für Patienten aus der Studienpopulation nicht statt. Indirekte Leistungen der Abteilungspsychiater (Supervision und Beratung von Einrichtungen) sind durch die beschriebenen Ausgleichszahlungen der externen Einrichtungen in den Tages- bzw. Pflegesätzen dieser Einrichtungen (Heime etc.) bzw. in den Elementkosten ambulanter Dienste (als sonstige Kosten) enthalten. Wenn solche indirekten Leistungen bezüglich Studienpatienten erbracht wurden, sind diese somit in den jeweiligen Einrichtungskosten abgebildet und erscheinen ebenfalls nicht als gesonderte Kosten der Abteilung Gemeindepsychiatrie. Lediglich die infrastrukturellen und direkten finanziellen Beiträge des Zentralinstituts als Trägerhaus an konkreten Versorgungsleistungen der Abteilung sind auf diese Weise kostenmäßig nicht erfaßt. Eine Bezifferung dieses Anteils, der für reale Versorgungsleistungen der Abteilung an Studienpatienten aufgebracht worden ist, läßt sich mit dem vorhandenen Untersuchungsinstrumentarium jedoch auch nicht leisten. Es ist jedoch im Falle der Studienpopulation davon auszugehen, daß dieser Kostenanteil als vernachlässigbar eingestuft werden kann.

Aufgrund dieser Umstände werden im vorliegenden Fall die Kosten der Abteilung Gemeindepsychiatrie nicht als gesondertes Kostenelement aufgeführt, sondern sie erscheinen weitgehend als versteckte Kosten in den Kosten anderer Versorgungselemente.

Patientenclubs

Die Ermittlung der durchschnittlichen Gesamtkosten eines Besuches eines Studienpatienten in einem sog. Patientenclub war angesichts der vielfältigen Angebote und heterogenen Träger- und Betreuungsstruktur der Mannheimer Patientenclubs schwierig. Clubangebote machen z.B. die Abteilung Gemeindepsychiatrie des Zentralinstituts für Seelische Gesundheit, die für mehrere verschiedene Zielgruppen unterschiedliche Clubangebote vorhält, sowie der Sozialpsychiatrische Dienst. Da Clubbesuche keine verbindlichen therapeutischen Termine darstellen, sind die Besucherzahlen schwankend. Betreuung (in der Regel durch Sozialarbeiter) ist jedoch ungeachtet der Besucherzahl bei jedem ClubTermin in konstanter Personalstärke gewährleistet.

Um die Kostenerfassung auf der Ebene eines einzelnen Patientenkontaktes bzw. Besuches wahren zu können, wurde eine Berechnungsart gewählt, die von durchschnittlichen Besucherzahlen der Clubangebote der Abt. Gemeindepsychiatrie im ZI ausging. Diese Vorgehensweise bildete die heterogene Angebotsstruktur im diesem Versorgungssektor vereinfacht ab, da die Betreuung bei einigen Clubterminen auch von (im Sinne des vorliegenden Untersuchungsansatzes kostenneutralen) Bürgerhelfern sowie durch Zivildienstleistende und Fachkrankenschwestern geleistet wurde. Das zeitliche Ausmaß der Betreuung durch diese Helfer war im Rahmen der Inanspruchnahmemessung der Studienpopulation jedoch nicht zu ermitteln, da lediglich der Einzelkontakt des Patienten zum Einrichtungstyp "Patientenclub" registriert wurde, jedoch nicht an welchem Wochentag der Besuch stattfand und welcher Club in Anspruch genommen wurde.

Aus den durchschnittlichen Besucherzahlen, den Öffnungszeiten und dem mittleren personellen Aufwand für die Clubarbeit der Abteilung Gemeindepsychiatrie des Zentralinstituts wurde für das Jahr 1994 eine Betreuungszeit von 15,9 min. errechnet, die pro Besuch eines Klienten eines Clubs von einem Betreuer durchschnittlich aufgewendet werden mußte. Diese Betreuungszeit pro Kontakt wurde mit dem Minutenwert der Bruttokosten für Sozialarbeiter multipliziert, um die Gesamtaufwendungen für einen Clubbesuch zu erhalten (1,13 * 15,9 = 17,97 DM). Dieser Wert überschätzt wahrscheinlich die tatsächlichen Kosten, da die Rechnung von Sozialarbeiter-Gehaltsstufen ausgeht, die Betreuung jedoch wie beschrieben teilweise auch von tariflich niedriger gruppiertem bzw. kostenneutralem Personal vorgenommen wurde. Die Betreuungskosten der Clubs des SPDi wurden im Rahmen der Kostenermittlung des SPDi erfaßt.

Patientenclub (Patientenbesuch)   DM 17,97

Zuverdienst-Projekte, Selbsthilfe-Firmen

In Mannheim existieren mehrere Zuverdienst-Projekte und Selbsthilfefirmen, die psychisch Kranken teilweise in beschütztem Rahmen, teilweise unter Marktbedingungen Arbeits- und Verdienstmöglichkeiten eröffnen. Recycling, Entrümpelungen und Wohnungsumzüge stellen die typischen Marktsegmente dar, in denen solche Firmen angesiedelt sind. In der Regel sollten Zuverdienst-Projekte und Selbsthilfefirmen im Bereich psychisch Kranker kostendeckend arbeiten. Meist bestehen jedoch über Trägerorganisationen, Fördermittel oder ähnliches eine Reihe verdeckter Subventionen, die immer wieder Gegenstand von Befürchtungen und Kritik seitens unter realen Marktbedingungen arbeitender Konkurrenzunternehmen sind.

In Mannheim verfügt z.B. das Wohnheim St.Anna-Haus über ein sog. Zubrot-Projekt, das sich durch die erwirtschafteten Erlöse weitgehend selbst trägt und die Kosten eines Betreuers sowie Lohnzahlungen der beschäftigen psychisch Kranken deckt. Interne Schätzungen gehen jedoch von einem stillen Subventionsanteil von ca. 10% aus, der z.T. immateriell durch die Nutzung der Infrastruktur des Trägerheims (mietfreies Lager, Verwaltungsarbeiten), Einsatz von Zivildienstleistenden sowie durch gelegentliche Betreuungs- oder Supervisionsleistungen des Heimpersonals wirksam wird.

Patienten aus der Studienpopulation waren nur ganz geringfügig in solchen Projekten oder Firmen tätig. Der Anteil der oben beschriebenen verdeckten Kosten ist neben den allgemeinen Schwierigkeiten ihrer quantitativen Bezifferung so gering, daß eine Vernachlässigung in diesem konkreten Fall begründet erschien. Die Problematik der Kostenermittlung bei Leistungen von Selbsthilfefirmen und Zuverdienst-Projekten wurde deshalb lediglich aus Gründen der methodischen Vollständigkeit an diese Stelle ausführlicher dargestellt.

Sozialdienst der Institutsambulanz des Zentralinstituts für Seelische Gesundheit

Die Institutsambulanz des Zentralinstituts für Seelische Gesundheit betreut psychisch Kranke auch sozialdienstlich. Im Gegensatz zu den ärztlichen Leistungen der Institutsambulanz werden diese Angebote jedoch nicht über die Abrechnungsziffern des Einheitlichen Bewertungsmaßstabs (EBM) der Kassenärztlichen Vereinigung vergütet (s.o.). Der EBM sieht lediglich eine Kostenerstattung für die Überweisung in sozialarbeiterische Betreuung vor. Die Kosten dieser Versorgungsleistungen selbst mußten über die mittlere Dauer und die Zahl der Patientenkontakte ermittelt werden. Nach Schätzungen des Sozialdienstes mußte von einer mittleren Betreuungsdauer pro Kontakt von ca. 45 min. ausgegangen werden, einschließlich aller Vor- und Nacharbeiten. In die Berechnung der Gesamtkosten pro Kontakt wurde der Minutenwert von DM 1,13 für sozialarbeiterische Fachkräfte eingesetzt, der alle anfallenden Fahrtkosten, Schreibkraftkosten, Mieten etc. einschließt.

Sozialdienstliche Betreuung ZI-Ambulanz (Patientenkontakt)   DM 50,85

Betreuungsstelle der Stadt Mannheim

Im Jahre 1992 wurde das Betreuungsgesetz für psychisch Kranke geändert. Leistungen, die unter den Einflußbereich dieses Gesetzes fallen, wie z.B. Pflegschaften, Vermögensbetreuungen, Aufenthaltsbestimmungen, Zuführungen zur Behandlung etc. werden seitdem zunehmend sog. Betreuungsvereinen und anderen Körperschaften wie z.B. Rechtsanwaltsbüros übertragen. Zunehmend werden hier auch freie Sozialarbeiter tätig, die im Delegationsverfahren Klienten betreuen und über Gebührensätze vergütet werden.
Die Leistungen und Aufgaben der Betreuungsdienste geht dabei mittlerweile über die herkömmlichen eher administrativen und sozialanwaltlichen Tätigkeiten (Auszahlung bzw. Verwaltung von Unterhaltsleitungen und Sozialhilfen) hinaus und schließen auch gesundheitsfürsorgerische, behandlungsrelevante und betreuerische Maßnahmen mit ein. In Baden-Württemberg gehört dazu vor allem auch die Zuführung zur geschlossenen Unterbringung. Solche Aufgaben können nur in enger Zusammenarbeit mit Gesundheitsämtern und den Sozialpsychiatrischen Diensten geleistet werden, wobei dies seitens des Personals der Betreuungsstellen psychiatrische Fachkenntnisse und Einsicht in den therapeutischen Versorgungsbedarf der Klienten erfordert.
Die Vergütung der Betreuungs- und Pflegschaftsleistungen erfolgt sehr unterschiedlich. Anwälte berechnen Gebührenziffern, die sich nach Höhe des zu verwaltenden Vermögens der Klienten richten. Betreuungsvereine rechnen Zeitwerte ab, wobei die Stundensätze regional mit den Amtsgerichten ausgehandelt werden. 1994 bewegten sich die Stundensätze zwischen DM 30 und DM 75. Diese heterogene Situation ist gegenwärtig ein breiter diskutiertes Thema. Traditionell auf dem Gebiet tätige Verbände, wie z.B. kirchliche Sozialdienste engagieren sich stark für eine Vereinheitlichung der Regelungen

und Abrechnungsweisen. In Mannheim übernimmt Betreuungsaufgaben noch weitgehend die städtische Betreuungsbehörde bzw. Betreuungsstelle, die aber ebenfalls gegen Ende des Jahres 1994 in einen Verein umgewandelt wurde.

Angesichts der uneinheitlichen Kostenregelungen wurde der Situation in Mannheim am ehesten eine Kostenermittlung über Zeitwerte pro Klientenkontakt gerecht. Bei der Vielfältigkeit der Aufgaben konnte nach Auskunft der städtischen Betreuungsstelle ein Kontakt eines Studienpatienten von einigen wenigen Minuten bis zu mehreren Stunden dauern. Die Mitarbeiter hielten 60 min. für einen realistischen Durchschnittswert. Zur Bestimmung der Gesamtkosten eines Kontaktes wurde auch hier der Minutenwert einer sozialpädagogischen Fachkraft (DM 1,13) in die Berechnung eingesetzt, obwohl die Leistungen auch z.T. von ehrenamtlichen Helfern oder niedriger gruppierten Mitarbeitern erbracht wurden. Eine hierdurch mögliche leichte Überschätzung der realen Gesamtkosten wird jedoch durch den durch die beschriebenen Neuregelungen zu erwartenden künftigen Kostenanstieg legitimiert und ausgeglichen.

Betreuungsstelle Stadt Mannheim (Patientenkontakt)   DM 67,80

Gesundheitsamt

Gesundheitsämter werden bei Patienten, die denen aus der vorliegenden Untersuchung vergleichbar sind, vor allem im Zuge hoheitlicher Maßnahmen tätig. Dabei handelt es sich meist um Begutachtungen im Falle zwangsweiser Unterbringungen. Der psychiatrische Dienst von Gesundheitsämtern führt jedoch auch allgemeine psychiatrische Beratungen durch, wenn diese von Betreuern, Familienangehörigen oder den Patienten selbst gewünscht werden.

Das zuständige Mannheimer Gesundheitsamt war bisher staatlich und wurde ab 1.Juli 1995 kommunalisiert. Bei der Kostenermittlung für die o.g. Tätigkeiten war ebenfalls die Berechnung über Zeitwerte der geeigneteste Weg. Gutachterliche Tätigkeiten umfaßten nach Auskunft der Verantwortlichen im Durchschnitt ca. 2,5 Stunden, während Beratungen sehr viel kürzer sein konnten. Die mittlere Zeitdauer eines Kontaktes mit Patienten wurde unter Berücksichtigung aller in Frage kommenden Tätigkeiten mit 60 min. angegeben. Dieser Wert wurde mit den Minutenkosten einer ärztlichen Fachkraft im öffentlichen Dienst gewichtet.

Psychiatrische Leistungen Gesundheitsamt (Patientenkontakt)   DM 152,25

Polizei, Justiz, sonstige Dienste

Eine Reihe von nicht dem psychiatrischen Versorgungssystem angehörigen Diensten erbrachte in Einzelfällen durch die psychische Störung von Studienpatienten verursachte,
therapeutisch relevante Versorgungsleistungen. Dazu gehörten z.B. Zuführdienste der
Polizei zur psychiatrischen Notfallversorgung unter Erbringung sozialtherapeutischer
Versorgungsleistungen, entsprechende Maßnahmen von Bewährungshelfern o.ä. Meist
gehörten die Erbringer dieser Leistungen den Ordnungsbehörden oder dem Justizapparat
an. Kostenbewertungen jedes Einzelfalls war angesichts des Aufwandes nicht gerechtfertigt. Für alle Maßnahmen dieser Kategorie wurde eine pauschale Zeitdauer von 30 min.
angesetzt. Die Gesamtkosten pro Minute der Leistungserbringer wurden dem Wert für
sozialpädagogische Fachkräfte (DM 1,13/min.) gleichgesetzt.

Leistungen sonstiger Dienste (Patientenkontakt)   DM 33,90

5.2.4   Kosten der Medikamente in der außerstationären Versorgung

Die neuroleptischen und anderweitig psychiatrisch relevanten Medikamente stellen in der
Versorgung chronisch psychisch Kranker ebenfalls einen relevanten Kostenfaktor dar.
Diese sind in den oben beschriebenen Kostengrößen nicht miterfaßt, da keine Einrichtung
in der außerstationären Versorgung Medikamentenkosten abdeckt oder mitbestreitet. Die
einzige Ausnahme stellen die psychiatrischen Krankenhäuser dar, bei denen Medikamentenkosten in den Pflegesätzen enthalten sind. Aus diesem Grund wurde die Medikation
der Studienpopulation in der außerstationären Versorgung nach Art der Medikamente
sowie der verordneten Einahmemenge und -dauer über den Untersuchungszeitraum hinweg erfaßt und dokumentiert. Dies gelang vollständig für alle Studienpatienten über den
gesamten Untersuchungszeitraum hinweg. Auf dieser Datengrundlage konnten die Kosten der außerstationären psychiatrischen Medikation berechnet werden.
In Ansatz gebracht wurden dabei die Endpreise der Produkte nach den in der Roten Liste
1994 (BPI 1994) enthaltenen Angaben. Gewählt wurden dabei jeweils die Preise der kostengünstigsten Packungsgrößen der jeweiligen Präparate, die für jeden Patient mit der
dokumentierten Einnahmemenge gewichtet wurden. Die Gesamtkosten der psychiatrischen Medikamente, die in der außerstationären Versorgung von den Studienpatienten
eingenommen wurden, betrugen dabei DM 105.840,10 (vgl. Kap.5.4.2).

Kosten der Medikation in der außerstationären Versorgung   Produkt-Endpreise

Alle oben beschriebenen Kostengrößen werden zur Übersicht in Tab.5.3 noch einmal zusammengefaßt.

Einrichtung/Versorgungselement	Maßeinheit	Kosten pro Einheit (DM)
Psych. Krankenhaus (ZI)	Tag	340,01
Psych. Krankenhaus (Wiesloch)	Tag	251,76
Betreute Wohnheime:		
Elisabeth-Lutz-Haus	Bettengeld/Tag	86,35 / 115,10
St. Anna-Haus	Bettengeld/Tag	81,08 / 108,10
Rudolf-Petereit-Haus	Bettengeld/Tag	82,58 / 110,10
Monika-Heim	Bettengeld/Tag	85,80 / 114,40
Käthe-Luther-Heim	Bettengeld/Tag	43,42 / 57,90
Bürgerspital	Bettengeld/Tag	64,65 / 86,20
Unbetreute Wohnheime	Tag	43,80
Betreute WG/Einzelwohnen	Tag	33,90
Beschützte Werkstatt	Tag	49,95
Arbeitsamt	Beratung	43,50
Berufsrehabilitative Einrichtung	Tag	59,10
Ergotherapeuten	Therapiestunde	70,40
Betreuungsstelle	Patientenkontakt	67,80
Patientenclubs	Besuch	17,97
Sozialarbeiter/Institutsambulanz	Patientenkontakt	50,85
Sonstige Dienste	Patientenkontakt	33,90
Ärztliche Leistungen*:		
Gesprächsbehandlung	Maßnahme	25,30
Verbale Intervention	Maßnahme	33,00
Depotinjektion	Maßnahme	4,00
Krisenintervention	Maßnahme	55,00
Psychiatrischer Status	Maßnahme	35,20
Einleitung flankier. Maßnahmen	Maßnahme	33,00
Leistungen SPDi:		
Beratung	Maßnahme	37,40
Alltagshilfen	Maßnahme	103,17
Krisenintervention	Maßnahme	38,82
Sozialanwaltliche Tätigkeit	Maßnahme	26,44
Hausbesuch	Zeitaufwand	42,94
Verwaltung	Patient/Woche	83,42
Psychosoziale Beratungsstelle	Kontakt	154,80
Psychologische Beratungsstelle	Kontakt	120,00
Niedergelassener Psychologe	Therapiestunde	121,00
Außerstationäre Medikation	Einnahme	Produktpreis

Tabelle 5.3 Kosten einzelner Versorgungselemente der psychiatrischen Versorgung in Mannheim. *=ärztliche Leistungen werden bei niedergelassenen Psychiatern, Allgemein- und Fachärzten, der Institutsambulanz sowie dem psychiatrischen Krisen- und Notfalldienst des ZI Mannheim in Ansatz gebracht

5.3   Inanspruchnahme psychiatrischer Versorgung durch die Studienpopulation

Die in Kap.5.2 dargestellten Kosten der einzelnen Elemente der Versorgung psychisch Kranker in Mannheim bildeten die Basis für die Ermittlung der Gesamtversorgungskosten der Studienpopulation über den Untersuchungszeitraum hinweg. Zur Berechnung dieser Kosten mußten die Grundkosten der Versorgungselemente mit den Daten der Inanspruchnahme dieser Elemente durch die Studienpatienten gewichtet werden. Durch diese Vorgehensweise wurden Qualität und Aussagekraft der Kostendaten direkt abhängig von der Detailliertheit und Trennschärfe, mit der die Inanspruchnahme gemessen wurde (vgl. Kap.2.5 und 4.3.1).

Die Inanspruchnahme medizinischer Einrichtungen wird vor allem von zwei Meßgrößen beschrieben:

- der Anzahl der Kontakte pro Patient zu Versorgungseinrichtungen in einem definierten Zeitraum,
- der Art und Zahl von Versorgungsleistungen oder -maßnahmen, die der Patient in einem definierten Zeitraum erhält, bzw. die im Rahmen der Versorgung eines Patienten von den Versorgungseinrichtungen erbracht werden.

Das in der vorliegenden Untersuchung zur Inanspruchnahmemessung verwendete Mannheim Service Recording Sheet (MSRS) (Salize & Rössler 1994), erfaßte beide Variablen prospektiv.

5.3.1   Gesamtkontakte zu psychiatrischen Versorgungseinrichtungen

Wie in Kap.4.2.2 beschrieben, werden in Mannheim zahlreiche Einrichtungen für die Versorgung psychisch Kranker vorgehalten. Die bei der Inanspruchnahmedokumentation der vorliegenden Untersuchung unterschiedenen Dienste bzw. Einrichtungstypen sind in Abb.5.1 aufgeführt. Die Darstellung faßt aus Gründen der Anschaulichkeit die mehrfach im Untersuchungsgebiet vorhandenen niedergelassenen Nervenärzte und Psychiater, Hausärzte sowie Einrichtungen des betreuten Wohnens (Wohnheime, betreute Wohngemeinschaften und betreutes Einzelwohnen) zu jeweils einer einzigen Kategorie zusammen. Bei der Inanspruchnahmedokumentation selbst war die Unterscheidung zwischen einzelnen Diensten dieser Sammelkategorien jedoch gewährleistet.

Bei der Erfassung der Kontakte wurden aufgrund der spezifischen Betreuungsform einiger Einrichtungstypen abweichende Zählweisen angewandt. Dies betraf die stationären Aufenthalte im psychiatrischen Krankenhaus sowie die Unterbringung in betreuten Wohnheimen und die Besuche der beschützten Werkstätte. Hier wurde jeweils ein Kalendertag der Inanspruchnahme als ein Kontakt gewertet, während bei allen anderen Diensten der einzelne therapeutische oder betreuerische Kontakt zwischen Patient und Einrichtung bzw. Betreuer oder Therapeut als Einheit gezählt wurde.

Auf diesem definitorischen Hintergrund fanden im Verlaufe der 52 Wochen des Untersuchungszeitraums insgesamt 12.716 Kontakte zwischen den 66 Studienpatienten und psychiatrischen Versorgungseinrichtungen statt. Der Mittelwert betrug dabei 192,7 Kontakte pro Patient und Jahr (oder 3,7 Kontakte pro Patient und Woche) mit einer Standardabweichung von 169,3.

Abb.5.1 zeigt die unterschiedlichen Häufigkeiten, in denen die einzelnen Dienste bzw. Einrichtungstypen kontaktiert wurden. Die betreuten Wohnheime lagen mit 41,1% aller Kontakte weit an der Spitze, gefolgt vom PLK Wiesloch mit 14,2%. Bei der hohen Kontaktfrequenz im Falle der Wohnheime ist zu berücksichtigen, daß es sich um insgesamt sechs verschiedene Heime handelte, die in dieser Kategorie zusammengefaßt waren. Insgesamt waren 18 Patienten im Verlauf des Untersuchungszeitraumes in betreuten Wohnheimen untergebracht. Sie verbrachten zusammen 5234 Tage in den Heimen. Dabei handelte es sich um die Netto-Unterbringungsdauer; die Zeiten stationärpsychiatrischer Behandlungsepisoden, in denen der Heimplatz für die betreffenden Patienten freigehalten wurde, waren hier nicht mitgezählt. Insgesamt ergab sich so eine durchschnittliche Heimunterbringungsdauer von 290,7 Tage pro Heimpatient (79,5% des Untersuchungszeitraums) bzw. von 79,3 Tagen pro Patient der gesamten Studienpopulation (21,6% des Untersuchungszeitraums).

Auch im Falle der niedergelassenen Psychiater und Nervenärzte, die mit 7,6% die höchste aller Kontaktfrequenz der ambulanten Versorgungsdienste aufwiesen, waren die Kontakte zu allen beteiligten Praxen in einer Kategorie zusammengefaßt. Einundfünfzig Patienten der Stichprobe (77,3%) nahmen Leistungen niedergelassener Psychiater und Nervenärzte in Anspruch. Es kam dabei zu 963 Einzelkontakten, was einen Mittelwert von 18,9 Kontakten pro Patient der Studienpopulation mit Kontakt zum Nervenarzt ergab. Erst bei der Institutsambulanz des Zentralinstituts für Seelische Gesundheit handelte es sich um den ersten außerstationären Einzeldienst in der Skala der am meisten frequentierten Versorgungseinrichtungen, der keiner Sammelkategorie angehörte. Die Institutsambulanz wies mit 2,9% aller Kontakte

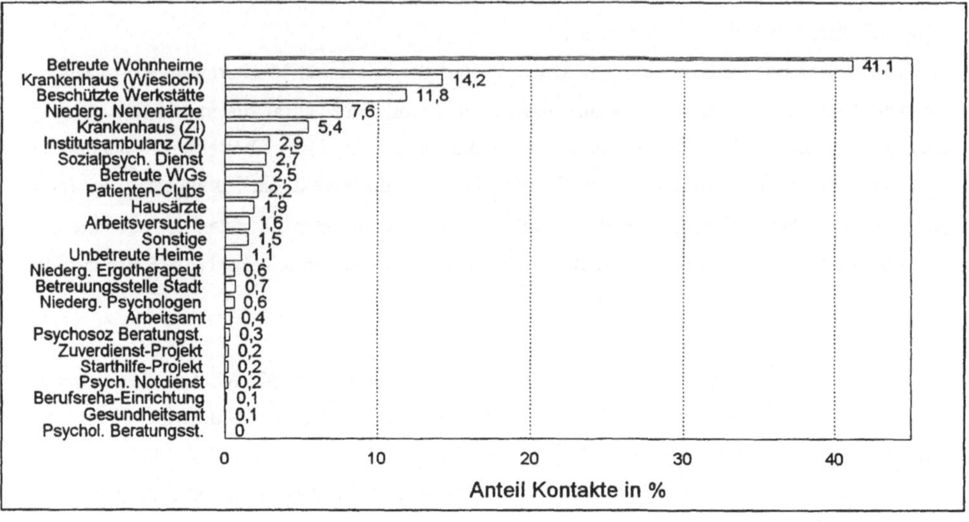

Abb.5.1   Prozentuale Verteilung der Kontakte der Studienpatienten zu Einrichtungen der psychiatrischen Versorgung im Verlauf eines Jahres in Mannheim (Gesamtzahl der Kontakte: 12.716)

für einen Spezialdienst, der nur einmal im Untersuchungsgebiet vertreten war, einen vergleichsweise hohen Versorgungsanteil auf. Die Institutsambulanz versorgte insgesamt 20 Studienpatienten, die mit einer mittleren Kontaktzahl von 19,1 während des Untersuchungszeitraums eine fast identische Häufigkeit wie die Patienten der niedergelassenen Psychiater und Nervenärzte besaßen.

5.3.2   Kontakte zu Einrichtungen der außerstationären Versorgung

Um einen Meßwert für die Kontaktzahl der Studienpatienten im Rahmen ihrer *außerstationären* Versorgung zu erhalten, wurde die o.g. Gesamtkontaktzahl um die Tage in stationärpsychiatrischer Behandlung sowie die Tage in betreuten Wohnheimen reduziert. Anstatt des Heimtages wurde die Zahl der therapeutischen Extrakontakte zwischen Bewohnern und Betreuern in der Heimversorgung, die über die reine Beherbergungsleistung der Wohnheime (Unterbringung und Verpflegung) hinausgingen in die Zählung integriert. Dadurch waren die Leistungen der betreuten Wohnheime als wesentliches Element der außerstationären Versor-

gung in angemessener Weise und gleichzeitig auf dem gleichen Meßniveau
(Versorgungsmaßnahmen) wie die Leistungen der anderen außerstationären Dienste erfaßt.
Auf diese Weise ergaben sich 7.900 Kontakte zwischen Patienten und Einrichtungen der
außerstationären Versorgung in Mannheim. Hier belief sich der Mittelwert pro Patient auf
119,7 Kontakte pro Jahr (bzw. 2,3 pro Woche), bei einer Standardabweichung von 113,9
sowie einem Minimalwert von einem einzigen und einem Maximalwert von 426 Kontakten.

Die Studienpatienten unterschieden sich zum Teil erheblich bezüglich der Zahl der kontaktierten Dienste. Abb.5.2 zeigt die Verteilung der Patienten bezüglich der Zahl verschiedener
Einrichtungen bzw. Einrichtungstypen, die im Verlauf eines Jahres in Anspruch genommen
wurden. Niedergelassene Psychiater und Nervenärzte, Hausärzte, betreute Wohnheime sowie
psychiatrische Krankenhäuser zählten hierbei wiederum jeweils als ein einziger Einrichtungstyp. Der Mittelwert betrug 4,3 verschiedene Einrichtungstypen der psychiatrischen Versorgung, die während des Untersuchungszeitraumes pro Patient in Anspruch genommen wurden.

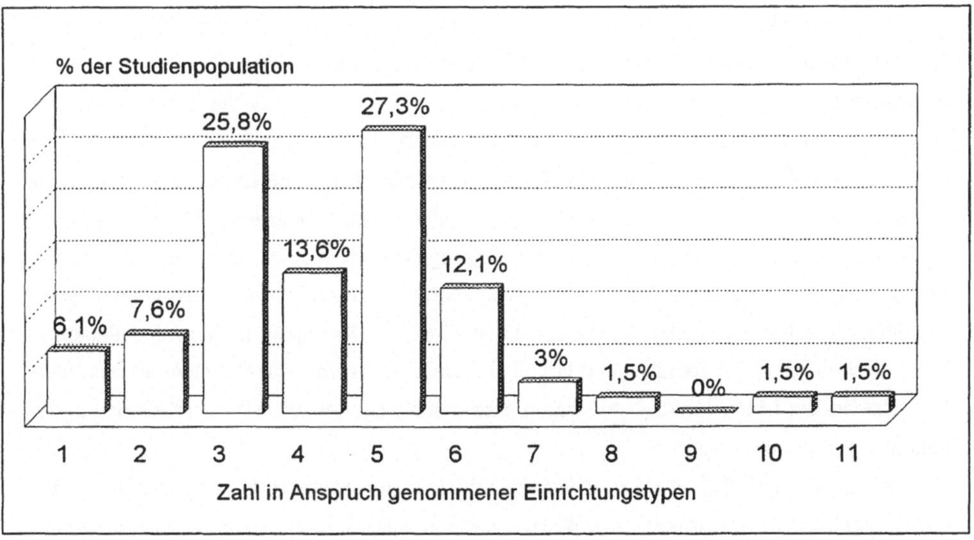

Abb.5.2   Verteilung der Zahl der von den Studienpatienten während eines Jahres in Anspruch genommenen Einrichtungstypen der psychiatrischen Versorgung in
Mannheim

5.3.3   Versorgungsmaßnahmen im Untersuchungszeitraum

Im MSRS wird die Vielzahl der für chronisch psychisch Kranke möglichen Versorgungsleistungen in 11 verschiedene Maßnahmekategorien unterteilt (vgl. Kap.2.5.2 und Abb.5.3).
Diese Maßnahmekategorien sind auf die außerstationäre Versorgung abgestimmt, obwohl sie
prinzipiell auch auf den stationärpsychiatrischen Bereich anwendbar wären. Bei der stationärpsychiatrischen Behandlung handelt es sich jedoch um ein Komplettleistungspaket, das
einen Großteil der Einzelmaßnahmen, die in der außerstationären Versorgung von einzelnen
Spezialdiensten erbracht werden, unter einem Dach integriert. Im stationären Setting erfolgen
diese Leistungen zentral koordiniert und eng miteinander verzahnt. Zudem kann die
Variabilität einzelner Maßnahmen (etwa im Falle täglich wechselnder Medikamentendosierungen) im stationären Bereich ungleich höher sein als in der außerstationären Versorgung.
Einzelne Versorgungsmaßnahmen sind dadurch im stationären Rahmen anders als in der
klaren institutionellen Trennung der außerstationären Versorgung nur sehr schwierig
voneinander separiert zu dokumentieren. Im hier vorliegenden Kontext der Kostenuntersuchung ist eine solche spezifische Dokumentation allerdings auch nicht notwendig, da alle
Kosten der Einzelleistungen der stationären Komplettversorgung durch den Pflegesatz pauschal als abgedeckt gelten. Die während stationärpsychiatrischer Aufenthalte erbrachten Versorgungsmaßnahmen wurden deshalb in der Maßnahmedokumentation der Studienpatienten
nicht separiert erfaßt, sonder lediglich als Behandlungstag berücksichtigt.
Die Komplettpakete, die betreute Wohnheime für psychisch Kranke anbieten, sind dagegen
fachlich enger umgrenzt als die der stationärpsychiatrischen Versorgung. Deshalb sind bei
dieser Versorgungsart die über die Grundversorgung (Unterbringung, Verpflegung sowie für
alle Bewohner obligatorische Betreuungsangebote) hinausgehenden, aus individuellen
Krankheitsgründen notwendig werdenden Leistungen des Personals für einzelne Patienten
methodisch durchaus abgrenzbar und dokumentierbar. Sie wurden im Rahmen des betreuten
Wohnens bei der Maßnahmedokumentation nach den Kategorien des MSRS erfaßt und in die
Zählung einbezogen.
Maßnahmen der beruflichen oder Arbeitsrehabilitation für psychisch Kranke machen in der
Regel regelmäßige, mehrmals pro Woche stattfindende Besuche in den entsprechenden
Einrichtungen (Werkstätten etc.) notwendig. Um eine zu starke Gewichtung der beruflichen
Rehabilitationsmaßnahmen gegenüber den therapeutischen Einzelleistungen anderer Dienste
zu verhindern, wurde im Falle beruflicher Rehabilitationsmaßnahmen ein wöchentlicher Erfassungsmodus gewählt. Das bedeutete, daß z.B. ein Patient bei einjährigem kontinuierlichem
Besuch einer betreuten Werkstatt an 5 Tagen pro Woche mit 52 Maßnahmen der Arbeitsrehabilitation in die Zählung einging. Hinsichtlich der Kontaktmessung (vgl. Kap.5.3.1 u.

Kap.5.3.2) wurde hingegen auch bei arbeitsrehabilitativen Diensten die tägliche Erfassung beibehalten, um unregelmäßige Kontakte, die Abweichungen von der im Therapieplan vereinbarten Kontaktzahl bedeuten konnten, abzubilden. Der Patient aus o.g. Beispiel konnte auf diese Weise durchaus 200-240 Kontakte zu arbeitsrehabilitativen Einrichtungen bei lediglich 52 arbeitsrehabilitativen Versorgungsleistungen oder -maßnahmen aufweisen. Für die Gesamtzählung bedeutete dies, daß die durchschnittliche Zahl der Kontakte in der außerstationären Versorgung im Einzelfall die Zahl der Versorgungsmaßnahmen überschreiten konnte.

Bei den 66 untersuchten Patienten wurden im Verlaufe des einjährigen Untersuchungszeitraumes insgesamt 7408 verschiedene, nach obigen Kriterien erfaßte Maßnahmen in der außerstationären Versorgung gezählt. Durchschnittlich fielen auf einen Patienten 112,2 Versorgungsmaßnahmen während der 12 Monate des Untersuchungszeitraumes, bzw. 2,2 Maßnahmen pro Woche. Spannweite (Minimum: 3, Maximum: 441 Maßnahmen/Jahr) und Stan-

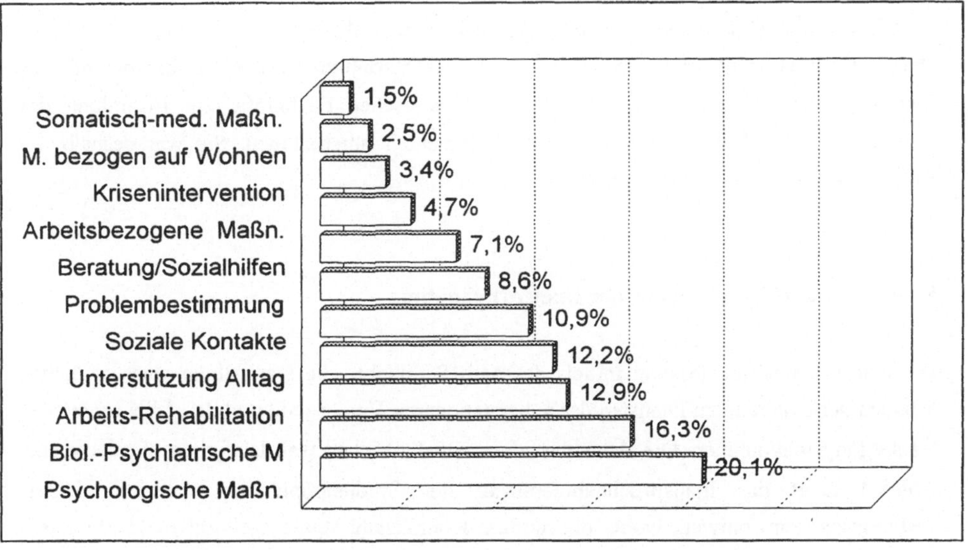

Abb.5.3 Prozentuale Verteilung außerstationärer Versorgungsmaßnahmen im Verlauf eines Jahres bei den Studienpatienten (Gesamtzahl Maßnahmen: 7408) Abk.: somatisch-med. = somatisch-medizinische; biol.-psychiatrische = biologisch-psychiatrische; M. und Maßn. = Maßnahmen.

dardabweichung (82,7) waren dabei hoch und zeugten vom einem heterogenen Inanspruchnahmeverhalten der Studienpatienten. Abb.5.3 zeigt die prozentuale Verteilung der Versorgungsleistungen auf die einzelnen Maßnahmekategorien des MRSR.

Der größte Anteil der Versorgungsleistungen entfiel mit 20,1% auf die psychologischen Maßnahmen, wobei diese Kategorie laut Definition des MSRS alle problem- oder krankheitsbezogenen Gespräche erfaßte, die von der gesprächführenden Betreuungsperson eine therapeutische Ausbildung erforderten, eine therapeutische bzw. betreuerische Relevanz aufwiesen und die festgelegte zeitliche Mindestdauer von 5 min. überschritten. Das Ergebnis zeigt, daß gesprächsbezogene Interventionen in der Versorgung der Studienpopulation einen der quantitativen Hauptfaktoren der Betreuung darstellten.

Die nächsthäufigsten Maßnahmen waren die biologisch-psychiatrischen Maßnahmen mit 16,3%. Diese Kategorie umfaßte vor allem die fachärztlichen Versorgungsleistungen im Zusammenhang mit der Medikation der Patienten. Diese wurden gefolgt von der Arbeits- oder beruflichen Rehabilitation, die trotz der konservativen Zählweise (s.o.) mit 12,9% den hohen Stellenwert dieser Versorgungsleistungen für die Studienpatienten widerspiegelte. Zur Kategorie "Problembestimmung" ist anzumerken, daß sie über die rein psychiatrisch-fachärztliche Diagnostik hinausging und alle Maßnahmen oder Verfahren beinhaltete, die die mit der Betreuung der Studienpatienten befaßten therapeutischen Fachkräfte zur Ermittlung des Betreuungs- oder Behandlungsbedarfs eines Patienten unternahmen. Sie war deshalb mit 8,6% vergleichsweise hoch besetzt.

5.3.4   Zeitliches Muster der Inanspruchnahme

Die Inanspruchnahmemessung mittels des MSRS erlaubte die Darstellung eines zeitlichen Musters der Kontakte zu Diensten der außerstationären Versorgung und der dabei erbrachten Versorgungsmaßnahmen. Die kleinste erfaßte zeitliche Einheit war dabei die Kalenderwoche. Abb.5.4 zeigt das Inanspruchnahmemuster der Studienpopulation über den Untersuchungszeitraum hinweg, wobei die mittlere Kontaktzahl sowie die mittlere Maßnahmenzahl pro Patient und Woche nach den in den beiden vorangegangenen Kapiteln beschriebenen Zählweisen berücksichtigt worden sind. Die Darstellung ist somit um die stationären Aufenthalte im Untersuchungszeitraum bereinigt.

Das sich ergebende Inanspruchnahmemuster ist mit einer mittleren Kontaktzahl pro Patient und Woche von 2,3 und einer mittleren Maßnahmenzahl von 2,2 von relativer Konstanz. Die Diskrepanz zwischen durchschnittlicher Maßnahmenzahl und durchschnittlicher Kontaktzahl, die die Zahl der Interventionen leicht überschreitet, erklärt sich aus der oben beschriebenen Zählweise, die kontinuierliche Maßnahmen der beruflichen Rehabilitation geringer gewichtet als die Zahl der Kontakte zu arbeitsrehabilitativen Einrichtungen.

Die Frequenz der Kontakte stieg zu Beginn des Untersuchungszeitraumes (Entlassung aus der Index-Hospitalisierung) rasch auf das Niveau an, das während des gesamten Jahres der außerstationären Versorgung beibehalten wurde. In der ersten Woche des Untersuchungszeitraums war die Zahl der Kontakte zu Diensten gering, wobei die erste Woche jedoch kaum Repräsentativität besaß, da sie je nach Wochentag der Entlassung bei einzelnen Patienten auch unvollständige Kalenderwochen umfassen konnte. Darüber hinaus war mit einer gewissen Latenzzeit nach der Entlassung aus stationärer Behandlung zu rechnen, bis die ersten Behandlungstermine mit außerstationären Einrichtungen vereinbart und durchgeführt werden konnten. Die geringfügig erhöhte Maßnahmezahl in den ersten Behandlungswochen ist durch die vermehrt durchgeführten diagnostischen und problembestimmenden Maßnahmen der außerstationären Dienste bei Beginn der neuen Behandlungs- oder Betreuungsepisode zu erklären.

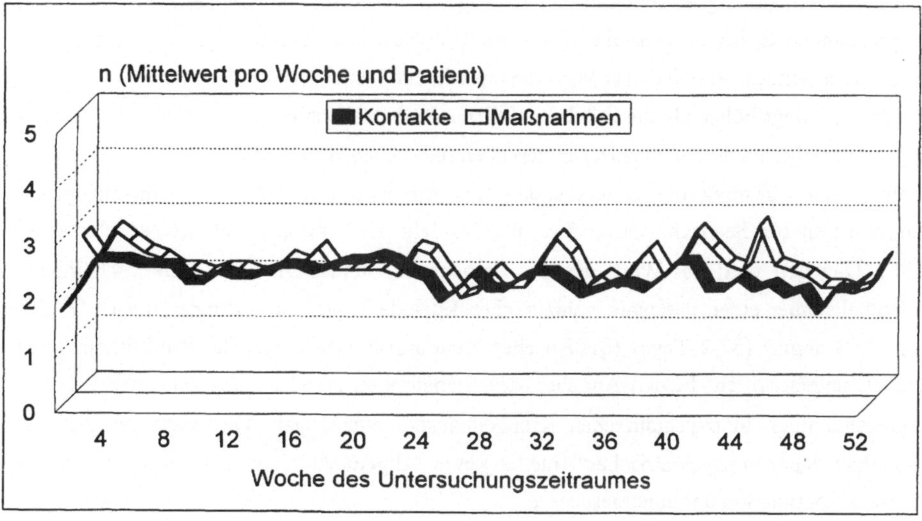

Abb.5.4   Mittlere Zahl der Kontakte zu Einrichtungen der außerstationären Versorgung und mittlere Zahl der außerstationär erbrachten Maßnahmen pro Studienpatient und Behandlungswoche im Untersuchungszeitraum

5.3.5   Stationäre Wiederaufnahmen im Untersuchungszeitraum

Wiederaufnahmen in stationärpsychiatrische Behandlung während des Untersuchungszeitraums waren angesichts der Vulnerabilität der untersuchten Population und der Chronizität des Krankheitsverlaufs von vornherein sehr wahrscheinlich. So wurden bereits in der zweiten Woche nach der Entlassung aus der Index-Hospitalisierung 4 Patienten (6,1%) wieder in stationäre Behandlung genommen. Abb.5.5 zeigt den prozentualen Anteil der Studienpatienten, die sich in der jeweiligen Woche des Untersuchungszeitraumes in stationärpsychiatrischer Behandlung befanden.

Genau die Hälfte der Studienpopulation (33 Patienten, 50%) hatte eine oder mehrere Wiederaufnahmen zu verzeichnen. Insgesamt handelte es sich um 64 stationäre Behandlungsepisoden. Das waren 0,97 Episoden pro Patient der Studienpopulation oder 1,94 pro Patient mit Wiederaufnahmen. Insgesamt wurden 2.491 Tage in stationärpsychiatrischer Behandlung verbracht. Davon entfielen 685 Tage (27,5%) auf das Zentralinstitut für Seelische Gesundheit, und 1.806 (72,5%) auf das PLK Wiesloch. Bei 24.090 Studientagen insgesamt (66 Patienten * 365 Tage) waren dies 10,3% des Untersuchungszeitraums, den die Studienpatienten im psychiatrischen Krankenhaus verbrachten. Die durchschnittliche Aufenthaltsdauer einer stationären Behandlungsepisode betrug 38,9 Tage. Dabei waren die Krankenhaustage, die bei entsprechenden Episoden über das Ende des Untersuchungszeitraumes hinaus andauerten, nicht berücksichtigt, so daß dieser Wert die tatsächliche Dauer leicht unterschätzt.

Dieser Wert liegt höher als die durchschnittliche Aufenthaltsdauer in psychiatrischen Abteilungen der Allgemeinkrankenhäuser in den alten und neuen Bundesländern (31 Tage), die im Rahmen einer gesonderten Untersuchung der Arbeitsgruppe Versorgungsforschung am Zentralinstitut für Seelische Gesundheit für das Jahr 1993 ermittelt wurde (Rössler et al. 1996). Dagegen wird der Wert, den das Statistische Bundesamt für die durchschnittliche Aufenthaltsdauer einer stationärpsychiatrischen Episode in den alten Bundesländern für das Jahr 1992 angibt (57,2 Tage) (Statistisches Bundesamt 1994), von der Studienpopulation deutlich unterschritten. In den Angaben des Statistischen Bundesamtes sind jedoch Langzeitbehandlungen in psychiatrischen Krankenhäusern einbezogen. Der Vergleich mit der Aufenthaltsdauer in psychiatrischen Abteilungen an Allgemeinkrankenhäusern ist deshalb für die Studienpopulation der angemessenere.

Im Untersuchungszeitraum waren drei Zeiträume mit erhöhten Raten stationärpsychiatrischer Behandlungsepisoden zu verzeichnen. Ein erster Höhepunkt war im ersten Untersuchungsquartal zu beobachten (Woche: 4-13, Rate zwischen 9,1 und 13,6%). Ein zweiter

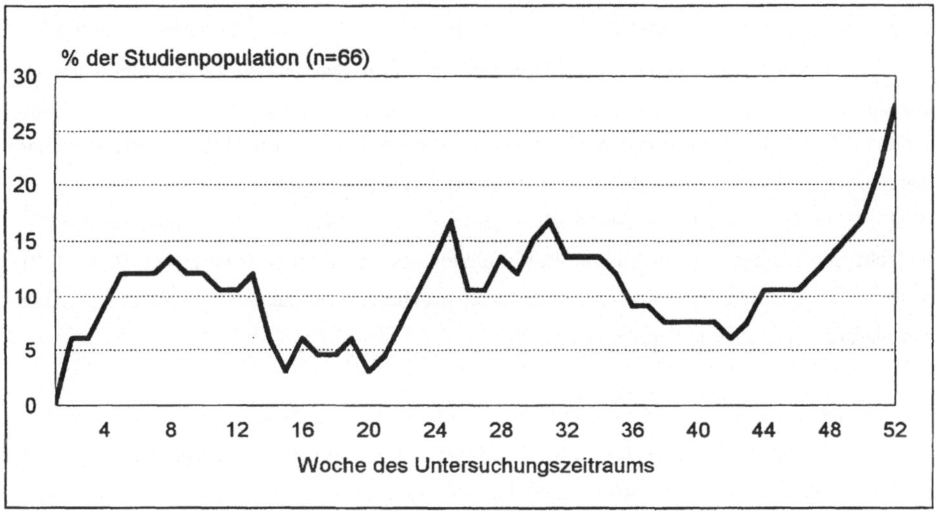

Abb.5.5   Rate der in stationärpsychiatrische Behandlung wiederaufgenommenen Patienten aus der Studienpopulation pro Woche des Untersuchungszeitraums

Gipfel zeigte sich nach knapp einem halben Jahr (Woche 24-35, Rate zwischen 16,7% und 13,6%), ein weiterer gegen Ende des Untersuchungszeitraumes, an dem die Rate steil anstieg (Woche 48-52, Rate zwischen 15,2 und 27,3%). Der weitere Verlauf nach Ende des Untersuchungszeitraumes ist leider unbekannt, wobei für die Frage der Dauer der Nachverfolgungsperiode künftiger Untersuchungen wichtig wäre zu wissen, ob sich die Wiederaufnahmerate nach dem beobachteten steilen Anstieg nach einem Jahr auf dem beobachteten hohen Niveau stabilisiert oder ob sie wieder zurückgeht. Die aus ökonomischen Gründen auf 52 Wochen begrenzte Untersuchung ließ die Beantwortung dieser Frage leider nicht zu.

5.3.6   Geschlechterunterschiede in der Inanspruchnahme

Die detaillierten Inanspruchnahmemessungen der Untersuchung erlaubten prinzipiell vielfältige Analysen von Inanspruchnahmemustern der Studienpatienten. Naheliegend war z.B. die Untersuchung der Inanspruchnahme von Subgruppen, wie z.B. männlicher und weiblicher

Patienten. Das geschlechterbezogene Inanspruchnahmeverhalten von Patienten mit Erkrankungen aus dem schizophrenen Formenkreis liegt noch weitgehend im Dunklen, währenddessen Geschlechterunterschiede im Erkrankungsverlauf in den letzten Jahren ein wichtiges Thema der Schizophrenieforschung geworden ist (McGlashan 1988, Wyatt et al. 1988, Häfner et al. 1994, Riecher-Rössler et al. 1994) und hierbei bedeutsame Unterschiede zwischen männlichen und weiblichen Erkrankten identifiziert werden konnten.

Weil sich in den weiterführenden Analyseschritten der vorliegenden Untersuchung das Geschlecht der Patienten als wichtiger Einflußfaktor auf die Kosten erwies (vgl. Kap.5.6.2), werden im folgenden die Unterschiede des Inanspruchnahmeverhaltens zwischen männlichen und weiblichen Studienpatienten dargestellt.

Wie gezeigt, ergaben sich durchschnittlich 119,7 Kontakte pro Patient während des einjährigen Untersuchungszeitraumes (bei einer Standardabweichung von 113,9). Bei den weiblichen Studienpatienten waren es 146,6 Kontakte (Standardabw. 114,1), bei den männlichen dagegen nur 102,2 Kontakte (Standardabw.111,8). Der Unterschied war signifikant

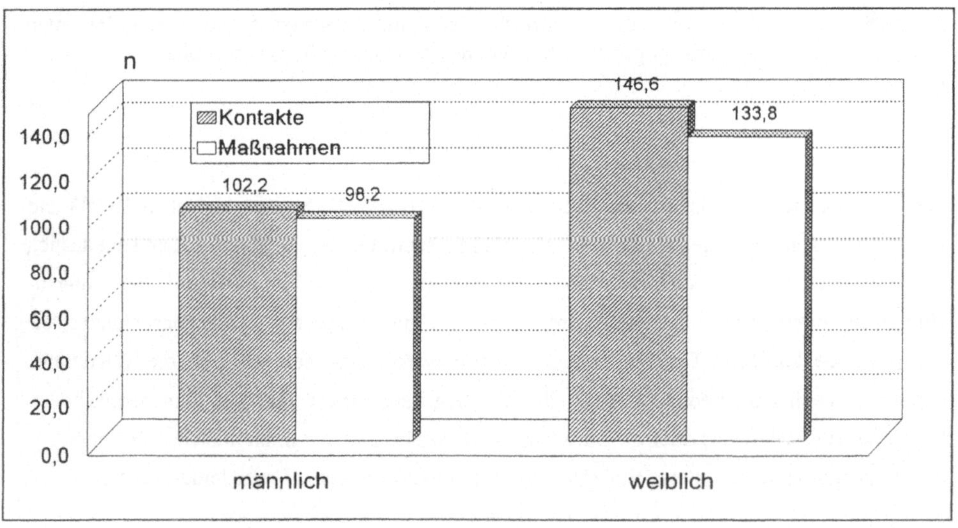

Abb.5.6   Durchschnittliche Zahl von Kontakten zu Versorgungseinrichtungen und Versorgungsmaßnahmen im Verlauf des Untersuchungszeitraums von männlichen und weiblichen Studienpatienten

(Wilcoxon-Test, p=0,0393). Ähnlich verhielt es sich bei den in Anspruch genommenen Versorgungsmaßnahmen (vgl. Abb.5.6). Die männlichen Studienpatienten erhielten durchschnittlich 98,2 Versorgungsmaßnahmen im Untersuchungsjahr (Standardabw. 88,9), die weiblichen 133,8 (Standardabw. 68,1). Auch hier war der Unterschied signifikant (Wilcoxon-Test, p=0,0146).

Mit 47,5% der männlichen und 53,9% der weiblichen Studienpatienten war der Anteil der während des Untersuchungszeitraumes mindestens einmal rehospitalisierten Patienten in beiden Subgruppen annähernd gleich verteilt (Gesamtgruppe 50%). Die weiblichen Patienten hatten jedoch eine durchschnittliche Verweildauer von 54,3 Tage pro stationärpsychiatrischer Behandlungsepisode, während die männlichen dagegen mit 37,9 Tagen einen deutlich geringeren Wert aufwiesen (vgl. Tab.5.4). Der Unterschied lag mit p=0,07 (Wilcoxon-Test) gerade außerhalb der Signifikanzgrenze.

Obwohl er nicht signifikant war, legte der deutliche Unterschied in der Dauer stationärpsychiatrischer Wiederaufnahmen eine Bereinigung der Kontakt- und Maßnahmedaten um die stationärpsychiatrischen Episoden nahe.

Bei den durchschnittlichen Kontakten zu Versorgungseinrichtungen pro Tag in der außerstationären Versorgung wiesen die männlichen Studienteilnehmer 0,30 Kontakte auf, die weiblichen 0,48 Kontakte, bei wiederum signifikantem Unterschied (Wilcoxon-Test, p=0,02). Bei der Zahl der in Anspruch genommenen Maßnahmen ergab sich eine vergleichbare Relation: die weiblichen Studienpatienten erhielten 0,47 Maßnahmen pro Tag in der

	männlich n=40	weiblich n=26	p-Wert, Unterschiedstest
Patienten mit stationärpsychiatrischer Wiederaufnahme während des Untersuchungszeitraums	n=19 (47,5%)	n=14 (53,9%)	0.61 CHI-Quadrat-Test
durchschnittliche Verweildauer pro Episode	37,9 Tage	54,3 Tage	0.07 Wilcoxon-Test

Tabelle 5.4   Stationärpsychiatrische Wiederaufnahmen und durchschnittliche Verweildauer während des Untersuchungszeitraums nach Geschlecht

außerstationären Versorgung, während die männlichen Patienten mit 0,3 Maßnahmen nur einen ca. zwei Drittel so hohen Wert aufwiesen. (Wilcoxon-Test, p= 0,0095). In Abb.5.7 sind diese Werte grafisch dargestellt.

Diese großen Unterschiede in der Inanspruchnahme zwischen männlichen und weiblichen Patienten spiegelten sich auf der Ebene der Versorgungskosten wieder (s.u.).

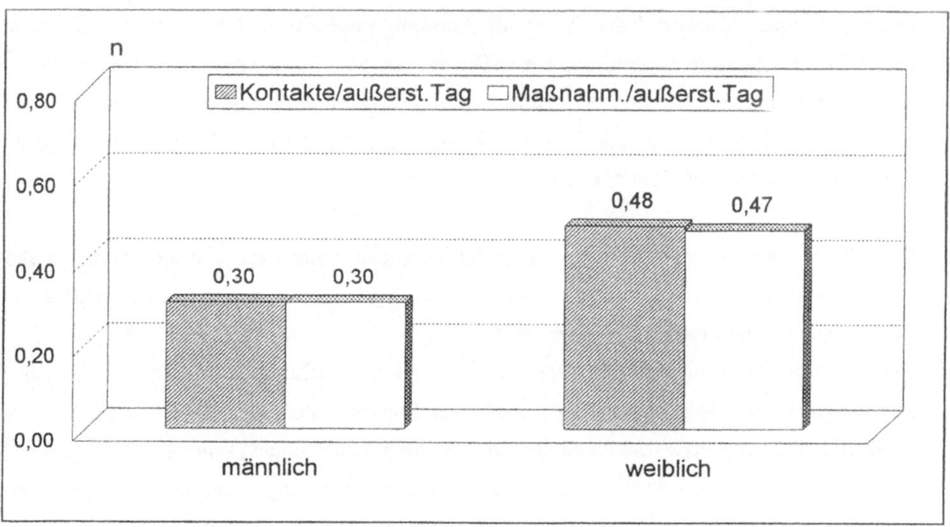

Abb.5.7   Durchschnittliche Zahl von Kontakten zu Versorgungseinrichtungen und Versorgungsmaßnahmen pro Tag in der außerstationären Versorgung von männlichen und weiblichen Studienpatienten

5.4   Kosten der psychiatrischen Versorgung der Studienpopulation

Die direkten Gesamtkosten der psychiatrischen Versorgung der Studienpatienten während des Untersuchungszeitraumes ergaben sich durch die Kombination der Basiskosten der Versorgungselemente (Kap.5.2) mit der Inanspruchnahme dieser Elemente durch die Studienpatienten (Kap.5.3).

Durch die Zusammenführung beider Datensätze konnten die direkten Kosten der Versorgung der Studienpatienten durch psychiatrische Kernfeld- und Vorfeldeinrichtungen über den Verlauf eines Jahres hinweg errechnet werden. Sie werden im folgenden dargestellt. Allen Kostenangaben und -daten wurden Preise und Sätze des Jahres 1994 zugrundegelegt. Pfennigbeträge wurden auf volle DM auf- bzw. abgerundet.

5.4.1   Gesamtversorgungskosten der Studienpatienten

Auf dieser definitorischen Grundlage verursachte die psychiatrische Versorgung der untersuchten Population im Verlaufe eines Jahres Gesamtkosten von DM 1.819.390.

Abb.5.8 stellt die Gesamtkosten jedes der 66 untersuchten Patienten grafisch dar. Der Patient mit den niedrigsten Gesamtkosten nahm dabei Leistungen im Wert von DM 246

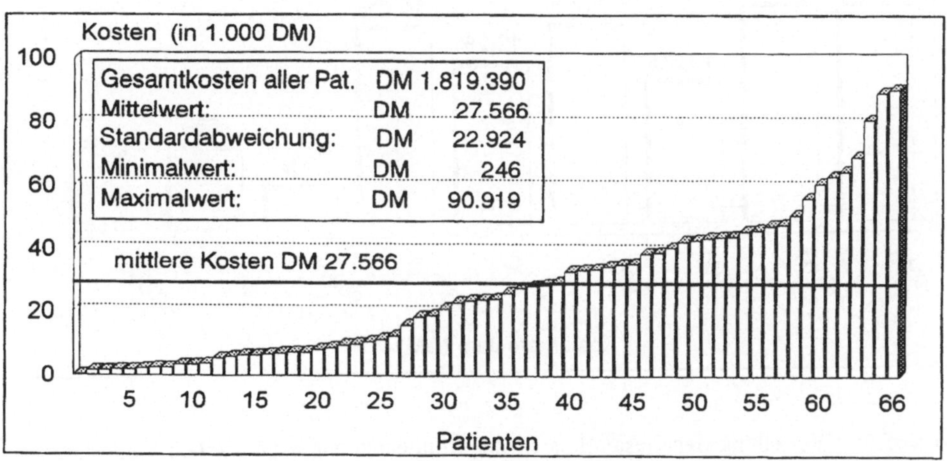

Abb.5.8   Jahresgesamtkosten der psychiatrischen Versorgung der Studienpopulation und Verteilung der Kosten nach Studienpatienten (nicht kumuliert)

im Verlauf eines Jahres in Anspruch, während der "teuerste" Patient Kosten von DM 90.919 verursachte. Der Mittelwert lag bei DM 27.566, wobei die Standardabweichung DM 22.924 betrug (Salize & Rössler 1996, Salize et al. 1996).

Als durchschnittliche wöchentliche Versorgungskosten ergaben sich DM 530 pro Patient. Dabei war die Verteilung in den niedrigeren Kostenbereichen gleichmäßiger als in den höheren. Im Bereich der Gesamtkosten bis zu DM 50.000 verteilten sich 86,5% der Patienten, während lediglich 13,5% der Patienten Kosten über DM 50.000 verursachten. (vgl. Abb.5.9).

5.4.2   Versorgungskosten nach Einrichtungen und Sektoren der Versorgung

Bei Betrachtung der Verteilung der Versorgungskosten auf die beteiligten Einrichtungen ergab sich, daß die Unterbringung in betreuten Wohnheimen mit DM 631.621 den größten Anteil der Versorgungskosten der Studienpopulation ausmachte. Die stationäre Versorgung im PLK Wiesloch war der nächststärkste Kostenfaktor, wobei die im PLK Wiesloch angefallenen Kosten fast doppelt so hoch waren wie die der stationären Ver-

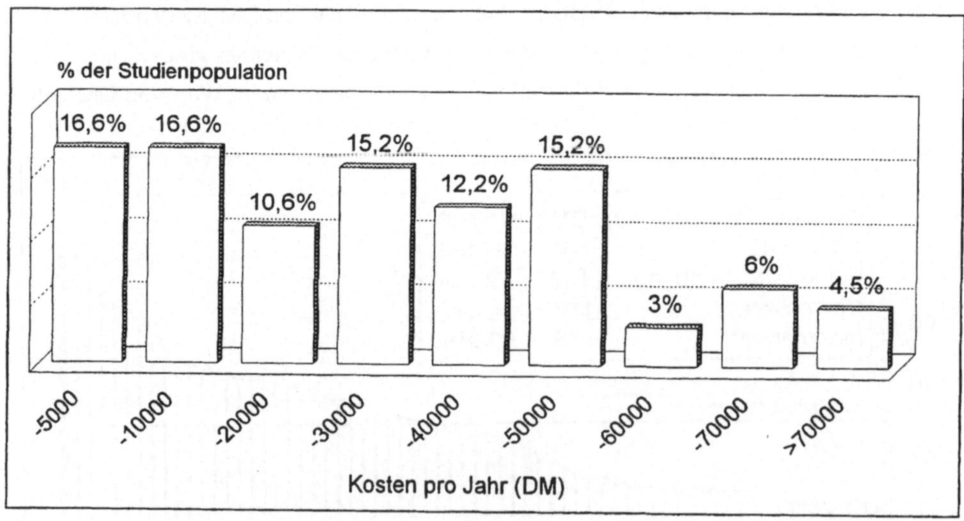

Abb.5.9   Verteilung der Gesamtkosten der Studienpatienten im Verlauf eines Jahres nach Kostenklassen

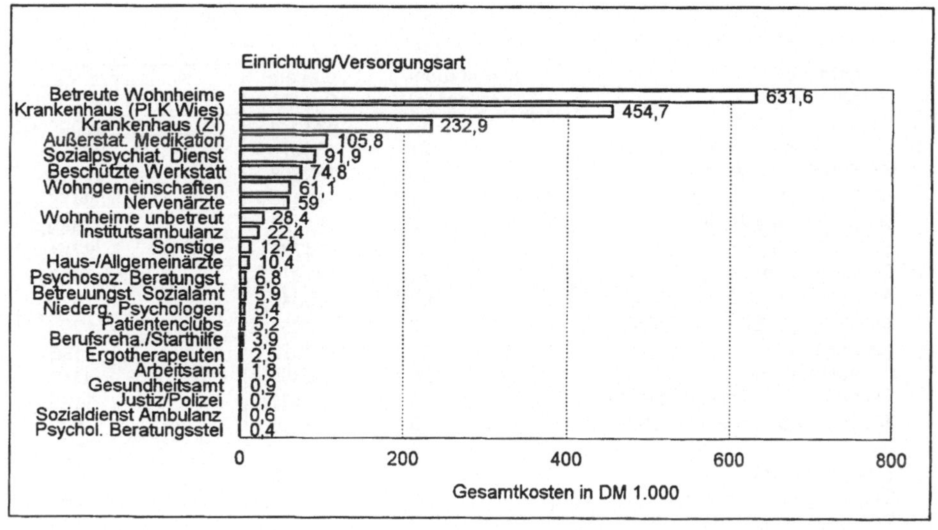

Abb.5.10 Gesamtkosten der psychiatrischen Versorgung der Studienpatienten im Verlauf eines Jahres nach beteiligten Einrichtungen bzw. Versorgungsarten (Abk.: Außerstat.=Außerstationäre, Sozialpsych.=Sozialpsychiatrischer, Niederg.=Niedergelassene, Psychosoz. Beratungsst.=Psychosoziale Beratungsstelle Berufsreha.=Berufsrehabilitative Einrichtungen, Psychol. Beratungsstel.=Psychologische Beratungsstelle)

sorgung im Zentralinstitut für Seelische Gesundheit. Für stationäre Wiederaufnahmen in beiden Einrichtungen mußten im Untersuchungszeitraum zusammengenommen DM 687.584 aufgebracht werden, was etwas höher war als der Kostenanteil der Wohnheime.

Nach der Heimunterbringung und den stationären Aufenthalten folgte mit DM 105.840 als nächststärkster Kostenfaktor bereits die außerstationäre Medikation der Patienten, die in den Kostenvergleich einbezogen wurde (die Kosten der Medikation während stationärer Aufenthalte waren durch die Pflegesätze der Krankenhäuser gedeckt und somit durch die Krankenhauskosten repräsentiert). Die nächst-kostenintensivste Einrichtung, der Sozialpsychiatrische Dienst, rangierte mit DM 91.914 bereits unterhalb der 100.000 DM-Grenze. Hohe Versorgungskosten fielen ebenfalls noch in den betreuten Wohngemeinschaften (DM 61.121), der beschützten Werkstatt (DM 74.755) und bei den niedergelassenen Nervenärzten (DM 58.972) an. Alle anderen Einrichtungen oder Versorgungsarten lagen im Kostenbereich unterhalb von DM 30.000 (vgl. Abb.5.10).

Einrichtung/ Versorgungsart	Inanspruch- nehmer (n)	Gesamt- kosten (DM)	Kosten pro Inan- spruchnehmer (DM)
Wohnheime (betreut)	18	631621,-	35090,-
Krankenhaus (Wiesloch)	27	454678,-	16839,-
Krankenhaus (ZI)	13	232906,-	17915,-
Wohnheime (unbetreut)	3	28426,-	9475,-
Wohngemeinschaften	8	61121,-	7640,-
Beschützte Werkstatt	13	74775,-	5751,-
Sozialpsychiatrischer Dienst	24	91914,-	3829,-
Außerstationäre Medikation	65	105840,-	1628,-
Berufsrehab. Einr. u. Starthilfe	3	3887,-	1295,-
Nervenärzte	51	58972,-	1156,-
Institutsambulanz	20	22388,-	1119,-
Psychosoziale Beratungsstelle	6	6811,-	1135,-
Niedergelassene Psychologen	6	5356,-	892,-
Sonstige	15	12406,-	827,-
Ergotherapeuten	3	2455,-	818,-
Bereuungsstelle Sozialamt	12	5898,-	491,-
Patientenclubs	12	5210,-	434,-
Hausärzte	29	10385,-	358,-
Gesundheitsamt	4	913,-	228,-
Psychologische Beratungsstellen	2	360,-	180,-
Arbeitsamt	15	1821,-	121,-
Sozialdienst Institutsambulanz	5	559,-	111,-
Justiz/Polizei	8	678,-	84,-

Tabelle 5.5 Kosten pro Inanspruchnehmer im Verlauf eines Jahres nach Einrichtungen bzw. Versorgungsarten (Abk.: Berufsrehab. Einr.=Berufsrehabilitative Einrichtungen)

Diese Rangfolge verschob sich jedoch bei der Gewichtung der Versorgungskosten pro Einrichtung bzw. Versorgungsart mit der Zahl der jeweiligen Inanspruchnehmer. Auch hier lagen die psychiatrischen Krankenhäuser sowie die Dienste des betreuten Wohnens aufgrund ihrer hohen Elementkosten an der Spitze der Kostenskala. Die Durchschnittskosten der außerstationären Medikation rückten jedoch durch die hohe Patientenzahl (n=65) von ihrer Position als vierthöchster Gesamtkostenfaktor (vgl. Abb.5.10) hinter die Durchschnittskosten der beschützten Werkstatt und des Sozialpsychiatrischen Dienstes. Ähnlich verhielt es sich mit den niedergelassenen Psychiatern und Nervenärzten. Auch hier bewirkte die hohe Zahl der Inanspruchnehmer trotz der hohen Gesamtkosten für die ambulante nervenärztliche Betreuung eine Reduzierung der durchschnittlichen Kosten pro Patient auf DM 1.156. Tab.5.5 zeigt die Zahl der Inanspruchnehmer der einzelnen Einrichtungen bzw. Versorgungsarten und die durchschnittlichen Kosten pro Patient, die im Verlauf des zwölfmonatigen Untersuchungszeitraums in der jeweiligen Einrichtung anfielen.

Die Verteilung der Kosten auf der Ebene der einzelnen Dienste, Einrichtungstypen und Versorgungsarten bildete die Grundlage für die Aggregierung der Kosten in Versorgungssektoren. Die Verteilung der Gesamtkosten auf diese Sektoren zeigt Abb.5.11. Der Sektor *stationäre Behandlung* umfaßte hier die Kosten der beiden psychiatrischen Krankenhäuser (Zentralinstitut für Seelische Gesundheit, PLK Wiesloch). In der Kategorie *ambulante Versorgung* wurden die Leistungen der Institutsambulanz des Zentralinstituts für Seelische Gesundheit, der niedergelassenen Psychiater und Nervenärzte, der psychiatrischen Leistungen der Hausärzte, des Sozialpsychiatrischen Dienstes, sowie der niedergelassenen Psychologen und psychologischen Beratungsstellen erfaßt, während zum *rehabilitativen Sektor* die berufsrehabilitativen Einrichtungen (beschützte Werkstatt, Mannheimer Starthilfeprojekt, berufsrehabilitative Dienste, niedergelassene Ergotherapeuten und die spezifischen Leistungen des Arbeitsamtes), die Psychosoziale Beratungsstelle (PSB), die Leistungen der Betreuungsstelle des Sozialamtes der Stadt Mannheim, des Gesundheitsamtes sowie die weiteren Angebote zur sozialen Rehabilitation, d.h. insbesondere die diversen Angebote der sog. Patientenclubs, gezählt wurden. In der Kategorie *beschütztes Wohnen* wurden die betreuten Wohnheime sowie die Kosten der Versorgung in beschützten Wohngemeinschaften zusammengefaßt.
Diese Unterteilung in Versorgungssektoren wurde ergänzt durch die Kosten der außerstationären psychiatrischen Medikation der Patienten, sowie mit einer Restkategorie sonstiger Kosten, die vor allem die Kosten der nicht mit psychiatrischen Fachkräften ausgestatteten unbetreuten Heime beinhaltete.

Abb.5.11 verdeutlicht, daß die Kostenanteile für die beschützte Wohnunterbringung und für die stationären Wiederaufnahmen fast gleich hoch waren und gemeinsam mehr als drei Viertel der Gesamtversorgungskosten der Studienpatienten ausmachten. Demgegenüber war der Anteil der ambulanten Versorgungsarten mit 10,4% deutlich geringer, wobei dieser wiederum doppelt so hoch war wie der der rehabilitativen Versorgung. Dabei muß jedoch beachtet werden, daß der Kostenanteil des beschützten Wohnens ebenso wie die Kosten des dem ambulanten Sektor zugerechneten Sozialpsychiatrischen Dienstes eine Vielzahl rehabilitativer Leistungen mit repräsentieren. Hier machen sich die Nachteile der herkömmlichen Sektoreneinteilung der Psychiatrie bemerkbar, die dem

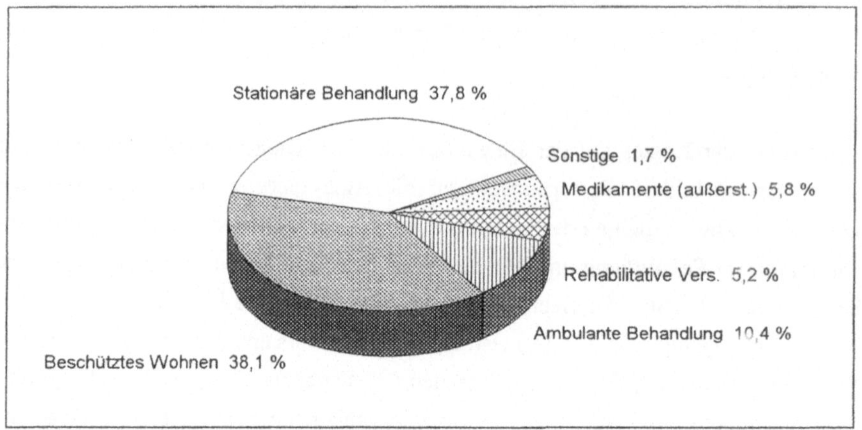

Abb.5.11 Prozentuale Verteilung der Gesamtkosten der Studienpatienten im Verlauf eines Jahres nach Versorgungssektoren (Gesamtkosten DM 1.819.390)

multifunktionalen Leistungsspektrum moderner gemeindepsychiatrischer Dienste nicht mehr entspricht. Ein funktionales Klassifikationsschema hat sich jedoch wegen der einrichtungsbezogenen Organisationsstruktur der gemeindepsychiatrischen Versorgung bisher noch nicht durchgesetzt.

5.4.3 Versorgungskosten der Studienpatienten nach Behandlungsarten und Versorgungsbereichen

Trotz der Nachteile der einrichtungsbezogenen Sektoreneinteilung waren durch sie weitere Aufschlüsse über die Kostenstruktur zu erhalten. Abb.5.12 gibt die Jahresgesamtkosten auf der Ebene der einzelnen Studienpatienten nach den individuellen Versorgungsarten bzw. -sektoren wieder, wie sie oben definiert und beschrieben worden sind.
Aus Gründen der Übersichtlichkeit wurden in der Darstellung die ambulanten und rehabilitativen Versorgungssektoren zusammengefaßt. Die Grafik macht deutlich, daß die Kosten der außerstationären Medikation (gepunktete Flächen) verglichen mit den Gesamtkosten nicht sehr ins Gewicht fielen, und lediglich bei den Patienten, die kaum andere Versorgungsleistungen in Anspruch nahmen, einen nennenswerten Anteil an deren

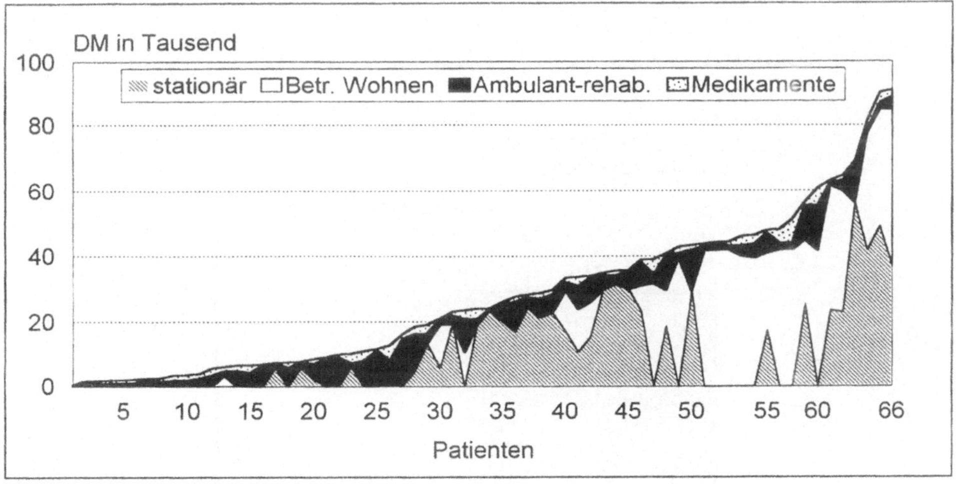

Abb.5.12 Gesamtkosten der Studienpatienten im Verlauf eines Jahres nach Versorgungsbereichen und -sektoren pro Patient

jeweiligen Gesamtversorgungskosten ausmachten. Hohe Gesamtkosten wurden wie erwartet vor allem durch die Unterbringung im betreuten Wohnen (weiße Flächen) sowie durch die Kosten von stationären Aufenthalten (gestreifte Flächen) bestimmt. Die Kombination beider Versorgungsformen wirkte sich besonders kostenträchtig aus, da während stationärer Aufenthalte von Heimpatienten die Heimkosten mit einem Anteil von ca. 75% des vollen Heim-Tagessatzes (sog. Bettengeld) weiter liefen. Kosten im ambulant-rehabilitativen Bereich (schwarze Flächen) waren vor allem bei Patienten, die nicht in betreuten Wohnunterkünften lebten, höher, was durch die größeren schwarzen Flächenanteile bei fehlenden oder geringen weißen Anteilen ersichtlich wird. In solchen Fällen wurden die rehabilitativen Angebote, die bei Heimpatienten durch die Heimversorgung sichergestellt waren, durch andere außerstationäre Dienste erbracht.

5.4.4   Versorgungskosten nach Geschlecht

Die deutlich voneinander abweichende Inanspruchnahme psychiatrischer Versorgung durch männliche und weibliche Studienpatienten schlug sich natürlich auch in unterschiedlichen Kosten dieser beiden Patientengruppen nieder.

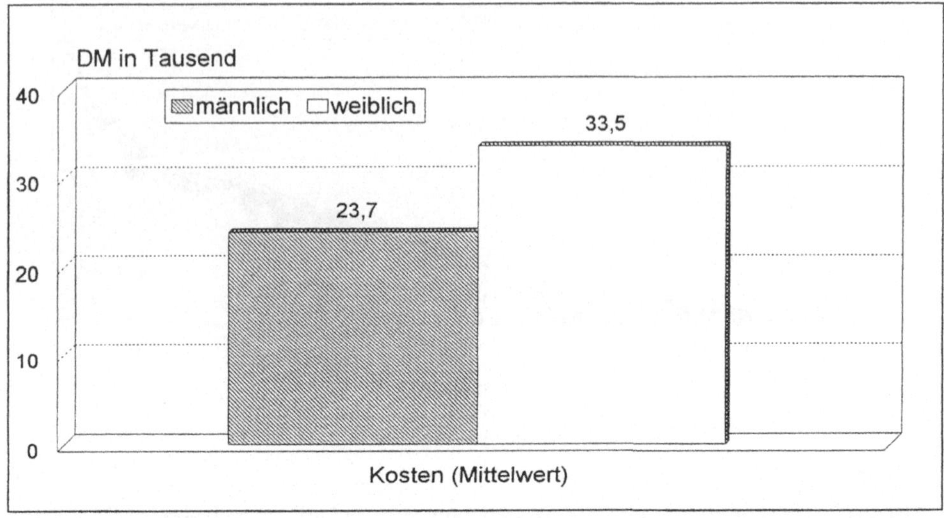

Abb.5.13   Gesamtversorgungskosten während eines Jahres von männlichen und weiblichen Studienpatienten

Die 40 männlichen Patienten verursachten Gesamtkosten in der Höhe von DM 947.739 (Mittelwert = DM 23.693, Standardabweichung = DM 20.179) die weiblichen (n=26) dagegen Kosten in der Höhe von DM 871.651 (Mittelwert = DM 33.525, Standardabweichung = DM 25.888, vgl. Abb.5.13). Trotz der beträchtlichen Differenz der Mittelwerte in der Höhe von fast DM 10.000 war der Unterschied nicht signifikant (p= 0,14, Wilcoxon-Rangtest).

Abb.5.14 zeigt die Verteilung der Kosten männlicher und weiblicher Patienten auf die einzelnen Versorgungssektoren. Dabei wird ersichtlich, daß die weiblichen Studienpatienten einen erhöhten Kostenanteil im Bereich der stationären Unterbringung aufwiesen, während die männlichen Patienten höhere Kosten im Bereich des betreuten Wohnens verursachten. Auch der relative Kostenanteil rehabilitativer Versorgung war bei den weiblichen Studienpatienten deutlich höher als bei den männlichen. Dagegen verursachten die weiblichen Patienten keinerlei Kosten in der Kategorie 'Sonstiges', die vor allem

die Kosten der Unterbringung in unbetreuten Wohnheimen (Wohnsitzlosenhilfe usw.)
wiedergab. Hier lag der Anteil der männlichen Patienten an deren Gesamtkosten bei
3,2%.

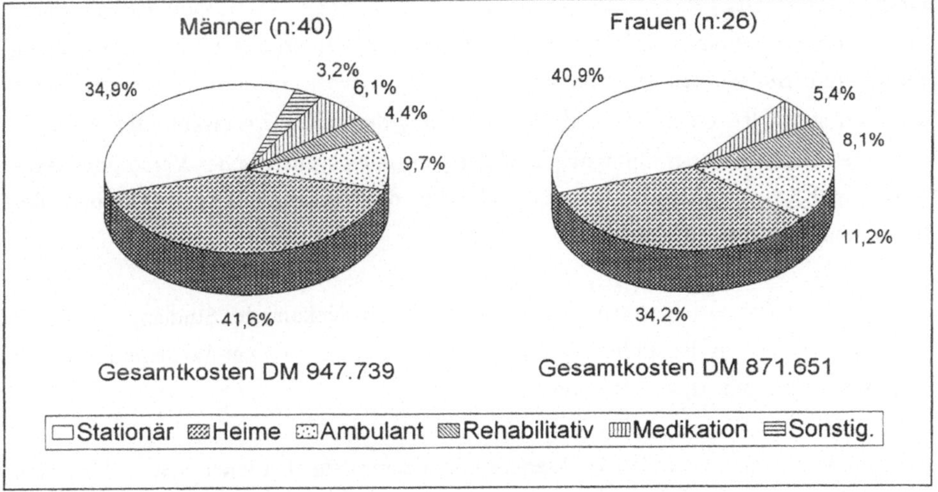

Abb.5.14 Gesamtkosten und Kosten in einzelnen Versorgungssektoren im Verlauf eines Jahres von männlichen und weiblichen Studienpatienten

5.5   Wirksamkeit der Versorgung/Versorgungsergebnisse

Gemäß der Zielsetzung der vorliegenden Studie - der Durchführung einer Kosten-Wirksamkeitsanalyse der gemeindepsychiatrischen Versorgung der Studienpopulation - waren Indikatoren der Wirksamkeit oder der Ergebnisse der Versorgung in die Untersuchung einzuführen. Sie mußten aus den vom Untersuchungsinstrumentarium bereitgestellten Variablen gewählt werden. Unter Berücksichtigung der in Kap.2.6 diskutierten Anforderungen an Ergebnis- oder Outcomeparameter gemeindepsychiatrischer Versorgung wurden im vorliegenden Kontext als Hauptindikatoren des Versorgungsergebnisses bzw. des Behandlungserfolgs angesehen:

- der Versorgungsbedarf bzw. der Grad der Bedarfsdeckung der Studienpatienten
- der Verbleib in der außerstationären Versorgung bis zu einer Wiederaufnahme in stationärpsychiatrische Behandlung.

Neben diesen beiden zentralen Wirksamkeitsparametern standen noch weitere Variablen als Indikatoren des Behandlungsergebnisses zur Verfügung. Dabei handelte es sich u.a. um die Lebensqualität und die Zahl der Personen im sozialen Unterstützernetz der Patienten. Sie wurden jedoch nicht als zentrale Outcome-Variablen behandelt, sondern aufgrund ihres 'subjektiven' Charakters als potentielle Einflußfaktoren auf die Versorgungskosten angesehen und als solche in die Kosten-Wirksamkeitsanalysen einbezogen (vgl. Kap.5.6). Nachfolgend werden die genannten Variablen in ihren Ergebnissen dargestellt.

5.5.1   Kriterium Versorgungsbedarf und Bedarfsdeckung

Versorgungsbedarf und Bedarfsdeckung der Studienpatienten wurden mit dem 'Needs for Care Assessment' (NCA) ermittelt. Das Instrument erfaßt die beiden zentralen Bereiche der Versorgung chronisch psychisch Kranker (klinisch-medizinischer und soziotherapeutisch-rehabilitativer Bereich) zu gleichen Teilen und stellt damit geeignete und differenzierte Wirksamkeitsprofile für den vorliegenden Untersuchungskontext zur Verfügung. Bedarf und Deckung wurden jeweils separat in neun klinischen und elf soziotherapeutisch-rehabilitativen Bedarfs- oder Problemitems ermittelt (vgl. Tab.5.6 u. Tab.5.7). In der vorliegenden Untersuchung geschah dies bei insgesamt fünf Querschnittsmessungen (t1 - t5), die in dreimonatigen Abständen durchgeführt wurden. Die Messungen fanden dabei im außerstationären Setting statt. Patienten, die sich zum jeweiligen Zeitpunkt der Querschnittsmessungen in stationärpsychiatrischer Behandlung befanden, wurden nicht erfaßt. Die Werte bilden dadurch Bedarf und Bedarfsdeckung im Rahmen der ambulanten und rehabilitativen gemeindepsychiatrischen Versorgung sowie die Veränderung dieser Parameter über die Zeit ab.

	t1 (n=66)	t2 (n=61)	t3 (n=59)	t4 (n=61)	t5 (n=66)
Positivsymptomatik	98,5	90,2	91,5	93,4	93,9
Negativsymptomatik	65,2	55,7	55,9	60,7	60,6
Psychosozialer Streß	56,1	68,9	83,1	80,3	83,3
Selbst-/Fremdgefährdung	42,4	32,8	22,0	26,2	31,8
Nebenwirkungen	36,4	44,3	40,7	44,3	42,4
Unangepaßtes Verhalten	22,7	18,0	18,6	21,3	18,2
Körperliche Erkrankung	22,7	34,4	33,9	39,3	34,8
Neurotische Symptome	9,1	13,1	18,6	23,0	25,8
Demenz	1,5	0,0	0,0	0,0	0,0

Tabelle 5.6 Anteil der Studienpatienten (in %) mit Versorgungsbedarf im Bereich klinischer Symptomatik zu fünf Zeitpunkten der Untersuchungsperiode nach "Needs for Care Assessment" (NCA)

	t1 (n=66)	t2 (n=61)	t3 (n=59)	t4 (n=61)	t5 (n=66)
Arbeit	59,1	55,7	62,7	65,6	65,2
Behördengänge	40,9	39,3	37,3	44,3	43,9
Sauberkeit Wohnraum	28,8	29,5	32,2	31,3	37,9
Freizeit	16,7	18	15,3	19,7	19,7
Körperpflege	24,2	18	18,6	21,3	10,7
Geldwirtschaft	18,2	21,3	15,3	23	22,7
Einkaufen	18,2	18	20,3	19,7	32,2
Ernährung	18,2	19,7	23,7	19,7	24,2
Kommunikative Fertigkeiten	18,2	11,5	13,6	14,8	18,2
Nutzung Verkehrsmittel	7,6	9,8	6,8	8,2	7,6
Bildungsangebote	1,5	3,3	0	3,3	4,5

Tabelle 5.7 Anteil der Studienpatienten (in %) mit Versorgungsbedarf im soziotherapeutisch-rehabilitativen Bereich zu fünf Zeitpunkten der Untersuchungsperiode nach "Needs for Care Assessment" (NCA)

	t1 (n=66)	t2 (n=61)	t3 (n=59)	t4 (n=61)	t5 (n=66)
Positivsymptomatik	4,5	1,6	1,7	3,3	1,5
Negativsymptomatik	6,1	8,2	3,4	8,2	4,5
Psychosozialer Streß	12,1	4,9	6,8	8,2	7,6
Selbst-/Fremdgefährdung	3	0	1,7	1,6	1,5
Nebenwirkungen	3	6,6	3,4	3,3	1,5
Unangepaßtes Verhalten	4,5	3,3	1,7	3,3	1,5
Körperliche Erkrankung	1,5	0	0	0	0
Neurotische Symptome	1,5	0	0	1,6	1,5
Demenz	0	0	0	0	0

Tabelle 5.8 Anteil der Studienpatienten an der Gesamtstichprobe (in %) mit ungedecktem Versorgungsbedarf im Bereich klinischer Symptomatik zu fünf Zeitpunkten der Untersuchungsperiode nach "Needs for Care Assessment" (NCA)

	t1 (n=66)	t2 (n=61)	t3 (n=59)	t4 (n=61)	t5 (n=66)
Arbeit	7,6	9,8	11,9	6,6	6,1
Behördengänge	1,5	0	0	1,6	1,5
Sauberkeit Wohnraum	1,5	3,3	3,4	1,6	1,5
Freizeit	1,5	1,6	1,7	1,6	0
Körperpflege	1,5	1,6	1,7	0	0
Geldwirtschaft	3	0	3,4	0	0
Einkaufen	3	3,3	1,7	1,6	1,5
Ernährung	3	3,3	1,7	1,6	1,5
Kommunikative Fertigkeiten	1,5	0	0	1,6	1,5
Nutzung Verkehrsmittel	0	0	0	0	0
Bildungsangebote	0	0	0	0	1,3

Tabelle 5.9 Anteil der Studienpatienten an der Gesamtstichprobe (in %) mit ungedecktem Versorgungsbedarf im soziotherapeutisch-rehabilitativen Bereich zu fünf Zeitpunkten der Untersuchungsperiode nach "Needs for Care Assessment" (NCA)

Die Tabellen 5.6 (klinischer Bereich) und 5.7 (soziotherapeutisch-rehabilitativer Bereich) stellen den Anteil der Studienpatienten an der Gesamtpopulation dar, die zu den verschiedenen Meßzeitpunkten in den jeweiligen Bedarfsitems ein versorgungsrelevantes Problem aufwiesen. Die Werte fassen akute ('current problems') und latente, d.h. in der jüngeren Vergangenheit vorhandene ('recent problems') bzw. drohende oder der Gefahr der Verschärfung unterliegende Probleme zusammen. Dies ist angemessen, da gemeindepsychiatrische Versorgungsmaßnahmen für chronisch psychisch Kranke gleichermaßen auf die Behandlung akuter Symptomatik wie auf die Erhaltung des gegenwärtigen Funktionsniveaus des jeweiligen Patienten abzielen. Die Prozentwerte beziehen sich auf die zum jeweiligen Meßzeitpunkt erfaßte Gesamtzahl der sich in außerstationärer Behandlung befindlichen Patienten. Die Tabellen 5.8 und 5.9 geben den Anteil der Patienten der Studienpopulation wieder, bei denen der entsprechende Bedarf nicht gedeckt war.

Bei den weiterführenden Analysen (Untersuchung von Einflußfaktoren auf die Versorgungskosten) wurden von den 5 vorgenommenen Querschnittsmessungen jedoch nur die Bedarfs- und Deckungswerte vom Beginn (t1) und Ende des Untersuchungszeitraums (t5) in die multivariaten Analysen einbezogen. Eine höhere Zahl von Parametern hätte zu wesentlich komplexeren und nicht mehr überschaubaren Kostenmodellen geführt. Aus den gleichen Gründen wurde die vergleichsweise hohe Zahl von 20 Einzelitems nicht in die weiterführenden Zusammenhangsanalysen übernommen. Die Einzelitems der beiden Bedarfsbereiche des NCA wurden deshalb zu globalen Bedarfs- und Deckungsindikatoren zusammengefaßt. Bei diesen globalen Indikatoren handelte es sich um

- die mittlere Problemzahl pro Bedarfsbereich (klinisch und soziotherapeutisch-rehabilitativ) zum Zeitpunkt t1 und t5 (Beginn u. Ende des Untersuchungszeitraums)
- die mittlere Zahl der gedeckten Probleme pro Bedarfsbereich (klinisch und soziotherapeutisch-rehabilitativ) zum Zeitpunkt t1 und t5
- die numerische Veränderung der Problemzahl pro Bedarfsbereich (klinisch und soziotherapeutisch-rehabilitativ) zwischen Zeitpunkt t1 und t5
- die numerische Veränderung der Zahl gedeckter Probleme pro Bedarfsbereich (klinisch u. soziotherapeutisch-rehabilitativ) zwischen Zeitpunkt t1 u. t5.

Die Veränderungen der Parameter zwischen Untersuchungsbeginn und -ende wurden als vom Behandlungs- und Betreuungsprozeß beeinflußt angesehen. Wirksamkeit bzw. Erfolg der Behandlung definiert sich bei dieser Sichtweise innerhalb der Dimension Versorgungsbedarf als Konstanthaltung oder Verringerung der Zahl der Problembereiche pro Patient bzw. einer Patientengruppe im Laufe des Untersuchungszeitraums. Analog

	Anzahl
Bedarf (klinisch) t1	3,5
Bedarf (klinisch) t5	3,9
Bedarf (sozioth.-rehab.) t1	2,6
Bedarf (sozioth.-rehab.) t5	2,8
Deckung (klinisch) t1	2,9
Deckung (klinisch) t5	3,4
Deckung (sozioth.-rehab.) t1	1,8
Deckung (sozioth.-rehab.) t5	2,1
Veränderung Bedarf (klinisch) t1-t5	-0,4
Veränderung Bedarf (sozioth.-rehab.) t1-t5	-0,2
Veränderung Deckung (klinisch) t1-t5	-0,5
Veränderung Deckung (sozioth.-rehab.) t1-t5	-0,3

Tabelle 5.10 Mittelwerte der Globalindikatoren für Versorgungsbedarf und Bedarfsdeckung der Studienpatienten nach "Needs for Care Assessment" (Abk.:
sozioth.-rehab.=soziotherapeutisch-rehabilitativ)

bedeutet Wirksamkeit der Versorgung in der Dimension Bedarfsdeckung die Konstanthaltung oder Verbesserung des Grades der Bedarfsdeckung im Laufe des Untersuchungszeitraums.

Tab.5.10 gibt die Mittelwerte dieser Indikatoren für die Studienpopulation an. Im Bereich der klinischen Symptomatik wiesen die Patienten bei Entlassung aus der Indexhospitalisierung in die Gemeinde im Durchschnitt Bedarf in 3,5 (von 9 möglichen) Problembereichen auf. Davon waren durchschnittlich 2,9 gedeckt. Nach der zwölfmonatigen
Untersuchungsperiode war mit einem Bedarf in 3,9 Items die durchschnittliche Problemzahl leicht angestiegen (ein negatives Vorzeichen bei der Variablen 'Veränderung
Bedarf' bedeutete somit einen Anstieg der Problemzahl zwischen t1 und t5, d.h. Anfang
und Ende des Untersuchungszeitraums). Allerdings waren am Ende des Untersuchungszeitraums mit 3,5 Problemen auch mehr Probleme gedeckt als am Anfang (ein negatives
Vorzeichen bei der Variablen 'Veränderung Deckung' bedeutet einen Anstieg des gedeckten Bedarfs). Für die Versorgungspraxis bedeutete dies, daß das Versorgungssystem
sich in der Lage zeigte, auf den erhöhten Bedarf mit geeigneten Maßnahmen zu reagieren.

Im Bereich des soziotherapeutisch-rehabilitativen Bedarfs war das Bild ähnlich. Hier lag
die mittlere Problemzahl mit 2,6 bzw. 2,8 (von 11 möglichen) etwas niedriger als im

klinischen Bereich, aber auch hier stieg die Zahl der Probleme wie auch der gedeckte Bedarf im Verlauf des Untersuchungszeitraums leicht an.

5.5.2   Kriterium Wiederaufnahme in stationärpsychiatrische Behandlung

Anzahl und zeitliches Muster der Wiederaufnahmen von Studienpatienten in stationärpsychiatrische Behandlung innerhalb des Untersuchungszeitraums wurden in Kap.5.3.5 beschrieben. Aus diesen Ergebnissen ließ sich die Höhe des Risikos der Studienpatienten für eine Wiederaufnahme in stationärpsychiatrische Behandlung errechnen. Mathematisch werden solche Risiken durch Survivalfunktionen oder -kurven ausgedrückt. Mit einer Survivalfunktion wird die Wahrscheinlichkeit angegeben, zu einem angegebenen Zeitpunkt (t) ein bestimmtes Ereignis zu 'überleben'. Die allgemeine mathematische Formel lautet: $S(t) = Prob\ (T{>}t)$, wobei S die Wahrscheinlichkeit zum Zeitpunkt t zu überleben und T die Überlebenszeit bedeutet.

In körpermedizinischen Untersuchungszusammenhängen wird mit Survivalfunktionen häufig das tatsächliche Mortalitätsriskio einer Erkrankung wiedergegeben; im vorliegenden Fall stellte das kritische Ereignis die Wiederaufnahme in die stationärpsychiatrische Behandlung dar. Die darauf berechnete Survivalfunktion benennt somit für einen gegebenen Zeitpunkt die Wahrscheinlichkeit, zu diesem Zeitpunkt in der außerstationären Versorgung zu 'überleben', d.h. noch nicht wieder in ein psychiatrisches Krankenhaus aufgenommen worden zu sein.

In der vorliegenden Analyse wurde die Survivalfunktion nach der Kaplan-Meier Methode für zensierte Daten berechnet. Dies bedeutet, daß für Patienten ohne stationäre Wiederaufnahmen im Untersuchungszeitraum die 'zensierte' Überlebenszeit von 12 Monaten in die Berechnungsformel eingesetzt wurde. Da in der Stichprobe genau die Hälfte aller Patienten mindestens eine stationäre Behandlungsepisode innerhalb des Untersuchungszeitraums aufwies, lag die Wahrscheinlichkeit, noch in außerstationärer Behandlung verblieben zu sein, ohne eine stationäre Episode erlebt zu haben, nach einem Jahr bei 0,5 bzw. 50%. Abb.5.15 zeigt diese Wahrscheinlichkeit für jede der 52 Wochen des Untersuchungszeitraums. Da bereits in der ersten Woche des Untersuchungszeitraums Wiederaufnahmen von Studienpatienten zu verzeichnen waren, beginnt die Survivalkurve in Abb.5.15 nicht beim Wert eins, sondern bereits zu diesem Zeitpunkt unterhalb dieses Wertes.

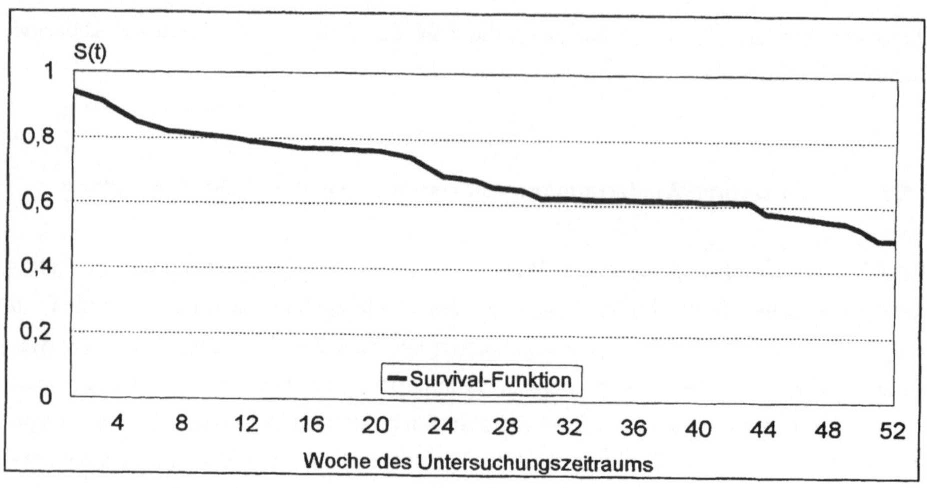

Abb.5.15 Wahrscheinlichkeit des Verbleibs in außerstationärer Versorgung für die Studienpatienten pro Woche des Untersuchungszeitraums

5.5.3   Lebensqualität und soziales Netz

Die Ergebnisse der Befragung der Studienpatienten bezüglich der subjektiven Einschätzung ihrer Lebensqualität werden in Abb.5.16 wiedergegeben. Bei der Interpretation der Ergebnisse ist zu beachten, daß die in Abb.5.16 stärker markierte 0-Linie lediglich rechnerisch durch die Gewichtung der Zufriedenheitsscores mit den Angaben über die Wichtigkeit der einzelnen Lebensbereiche zustande gekommen ist (vgl. Kap.4.3.3) und nicht etwa als eine neutrale Einschätzung im Sinne einer zu gleichen Teilen zufriedenen und unzufriedenen Haltung bezüglich des entsprechenden Lebensbereichs interpretiert werden darf.

Deutlich wird, daß die Einschätzungen insgesamt eine Tendenz zu höheren Zufriedenheitswerten aufweisen. Die vergleichsweise unzufriedensten Einschätzungen zeigten sich in den Bereichen 'Ehe/Partnerschaft', 'Sexualleben', 'finanzielle Situation' und 'berufliche Situation'. Der Gesamtmittelwert der Studienpopulation bezüglich aller Items lag bei +11,7. Nur der Gesamtscore wurde in die multivariaten Analysen bezüglich der Einflußfaktoren auf die Versorgungskosten einbezogen, da aus rechentechnischen Gründen die Aufnahme aller Einzelitems nicht möglich war.

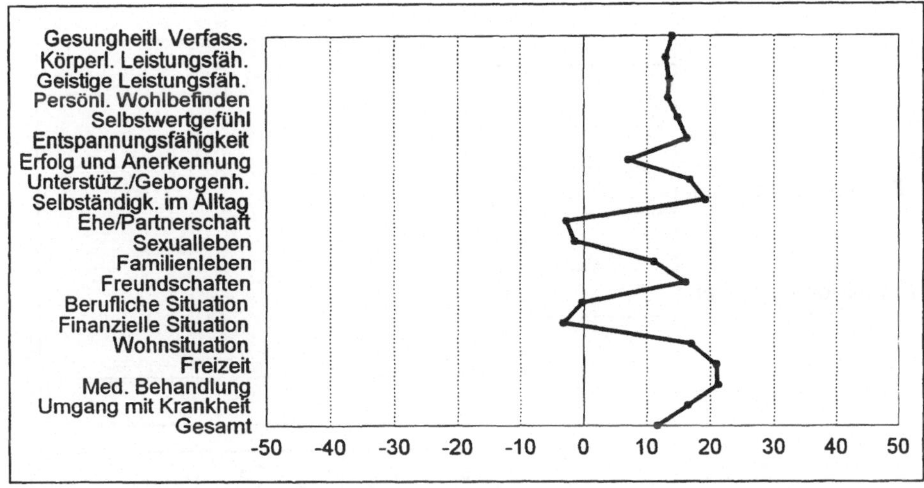

Abb.5.16 Bewertung der Lebensqualität durch die Studienpatienten nach Münchener Lebensqualitäts-Dimensionen-Liste MLDL (Mittelwerte)

Die Anwendung des 'Fragebogens zur sozialen Unterstützung' erbrachte Ergebnisse bezüglich der Zahl der in sechs verschiedenen krankheitsbezogenen Problemsituationen von den Studienpatienten als unterstützend empfundenen Personen. Diese wurden nicht nur nach ihrer Zahl, sondern auch bezüglich ihrer sozialen Beziehung zu dem Patienten erfaßt. Auf diese Weise konnte die Zahl unterstützender Personen nach den drei Kategorien 'Familienmitglieder', 'Freunde und Bekannte' sowie 'Angehörige des psychiatrischen Versorgungssystems' unterschieden werden.

Die Ergebnisse der Erfassung des sozialen Netzes werden in Abb.5.17 dargestellt. Sie geben die Gesamtzahl aller bezüglich allen Problemsituationen von den Patienten genannten Personen an. Dadurch sind in den Werten teilweise Mehrfachnennungen der gleichen Personen enthalten, wenn diese in mehr als einer Situation als unterstützend genannt wurden. In den weiterführenden Analysen der vorliegenden Untersuchung wurden alle vier Kategorien, die Gesamtzahl ebenso wie auch die Zahl der Familienmitglieder, Freunde und der Angehörigen des professionellen Hilfesystems verwendet.

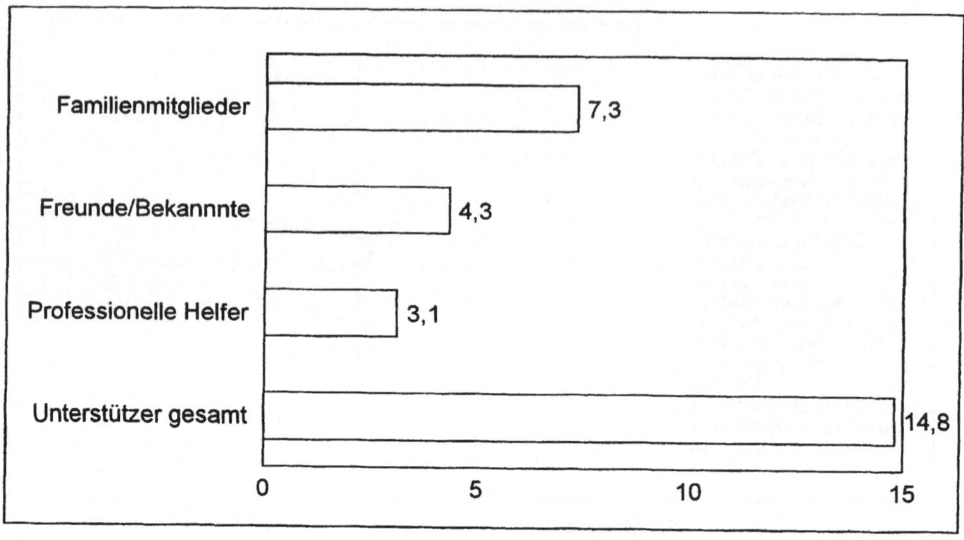

Abb.5.17 Größe des sozialen Netzes der Studienpatienten: Anzahl der in sechs Problemsituationen als unterstützend genannten Personen (Mittelwerte)

5.6   Wirksamkeit und Kosten

Die Ermittlung von Höhe und Zusammensetzung der direkten Kosten der psychiatrischen Versorgung der Studienpatienten, deren Ergebnisse in Kap.5.4 dargestellt sind, bildeten die Voraussetzung für tiefergehende Analysen der Kostenstruktur. Damit die reine Kostenermittlung zu einer Effizienz- bzw. zu einer Kosten-Wirksamkeitsanalyse erweitert werden konnte, wurden die in Kap.5.5 beschriebenen Kriterien, die Ergebnisse oder die Wirksamkeit der gemeindepsychiatrischen Versorgung der Studienpatienten abbildeten, in die Analyse einbezogen. Dies geschah in den folgenden Analyseschritten:

- Einem Vergleich der Kosten der gemeindepsychiatrischen Versorgung der Studienpatienten mit den Kosten einer Langzeitunterbringung im psychiatrischen Krankenhaus.
- Der Identifikation von Einflußfaktoren auf die Gesamt-Versorgungskosten der Studienpatienten unter Berücksichtigung von Parametern des Behandlungs- bzw. Betreuungsergebnisses.
- Der Untersuchung der Beziehung zwischen stationärpsychiatrischen Wiederaufnahmen während des Untersuchungszeitraums und den Versorgungskosten der Studienpatienten.

Der erste Untersuchungsschritt erfolgte, weil die grundlegenden Strukturmaßnahmen der Reform der Versorgung psychisch Kranker in Deutschland nach wie vor der empirischen Überprüfung hinsichtlich ihrer Kostenaspekte bedürfen. Zentral ist dabei vor allem der Enthospitalisierungsprozeß, der auch nach mehr als 20 Jahren nach dem durch die Psychiatrie-Enquête markierten Beginn in vielen Versorgungsgebieten bei weitem noch nicht als abgeschlossen bezeichnet werden kann. In vielen Regionen der alten und der neuen Bundesländer besteht noch ein in der Höhe vielfach unbekanntes, jedoch zahlenmäßig bedeutsames Potential an Langzeitpatienten psychiatrischer Krankenhäuser, die bei geeigneten gemeindenahen Versorgungsangeboten in die außerstationäre Versorgung entlassen werden könnten.

Dadurch stellt die Langzeitunterbringung im psychiatrischen Krankenhaus auch gegenwärtig immer noch die Versorgungsform dar, an der Qualität und Kosten bzw. Wirksamkeit und Effizienz der gemeindenahen Versorgung chronisch psychisch Kranker gemessen werden müssen.

Somit wurde im ersten Untersuchungsschritt die Dauerunterbringung der Studienpatienten in stationärpsychiatrischer Behandlung über den gesamten Untersuchungszeitraum hinweg simuliert, und die Kosten dieser Unterbringung den tatsächlichen gemeindepsychiatrischen Versorgungskosten gegenübergestellt. Damit sollte nicht postuliert werden, daß unter den Bedingungen der Versorgungsrealität in Mannheim für die untersuchten Patienten die Langzeitunterbringung in einem psychiatrischen Krankenhaus eine tatsächliche Betreuungsalternative gewesen wäre. Weder Krankheitszustand noch fehlende gemeindepsychiatrische Ressourcen machten eine entsprechende Unterbringung eines Patienten der Studienpopulation während des Untersuchungszeitraums notwendig. Alleiniger Zweck der Gegenüberstellung beider Versorgungsarten war es, die Diskussion um die Kosten gemeindepsychiatrischer und krankenhausgestützter Versorgungsformen auf dem oben skizzierten versorgungspolitischen Hintergrund mit empirischem Material zu unterfüttern.

Im *zweiten Untersuchungsschritt* wurden signifikante Einflußfaktoren auf die gemeindepsychiatrischen Versorgungskosten gesucht, wobei besonderes Gewicht auf solche Faktoren gelegt wurde, die Wirksamkeit oder Ergebnisse der Versorgung anzeigen. Auch diese Analyse ist von unmittelbarer versorgungspolitischer Relevanz, weil die empirische Kenntnis kostensteigernder Faktoren Steuerungsmöglichkeiten eröffnet.
Bereits an mehreren Stellen der vorliegenden Arbeit wurde diskutiert, daß die Verhinderung von Wiederaufnahmen in die stationärpsychiatrische Behandlung auch gegenwärtig noch als eines der zentralen Erfolgskriterien der gemeindepsychiatrischen Versorgung chronisch psychisch Kranker anzusehen ist. Auch die Tatsache des oben diskutierten in Deutschland noch andauernden Enthospitalisierungsprozesses verdeutlicht die weiterhin bestehende Relevanz dieses Kriteriums.
Demzufolge wurden im *dritten Untersuchungsschritt* die stationärpsychiatrischen Wiederaufnahmen der Studienpatienten in ihren Zusammenhängen und Implikationen bezüglich Effektivität und Kosten der gemeindepsychiatrischen Versorgung analysiert. Die Problematik der isolierten Verwendung von Indikatoren der stationärpsychiatrischen Wiederaufnahme als Wirksamkeitsmaß (vgl. Kap.2.6.1) wurde dabei umgangen, indem zusätzlich Indikatoren des klinischen und soziotherapeutisch-rehabilitativen Funktionsniveaus (NCA) in die Analyse einbezogen wurden.

5.6.1   **Gegenüberstellung der Kosten gemeindepsychiatrischer Versorgung und der Kosten einer Langzeitunterbringung im Psychiatrischen Krankenhaus**

Die mittleren Gesamtkosten der gemeindenahen Versorgung eines Studienpatienten betrugen pro Jahr DM 27.566 (vgl. Kap.5.4.1). Die empirischen Werte für die Vergleichsgrößen einer kontinuierlichen ganzjährigen Versorgung im Psychiatrischen Krankenhaus wurden aus den Pflegesätzen des für Mannheim zuständigen PLK Wiesloch errechnet, das sich nach Abschluß der Erhebungsarbeiten der vorliegenden Studie die Organisationsform eines Psychiatrischen Zentrums gab, ohne jedoch sein Aufgabenspektrum grundsätzlich zu wandeln.

In Abb.5.18 wurden diese Werte den tatsächlichen Kosten der gemeindenahen Versorgung der Studienpopulation gegenübergestellt. Die (nicht-kumulierten) Balken geben die realen Jahreskosten jedes einzelnen Patienten der Studienpopulation an. Die Durchschnittskosten der (gemeindepsychiatrischen) Betreuung aller Studienpatienten sind als

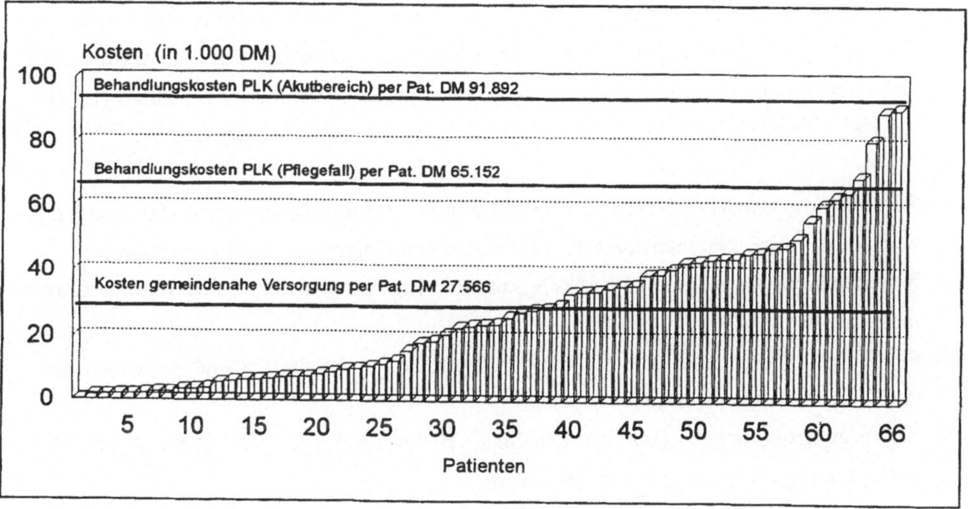

Abb.5.18 Kosten der gemeindenahen Versorgung der Studienpatienten (nicht kumuliert) im Vergleich zu Kosten der kontinuierlichen Behandlung im psychiatrischen Landeskrankenhaus

Konstante (untere Gerade) dargestellt (DM 27.566). Die mittlere Gerade kennzeichnet die (für die Studienpatienten hypothethischen) Behandlungskosten, die bei einjähriger ununterbrochener Unterbringung eines Patienten im Langzeit- oder Pflegebereich des damaligen PLK Wiesloch im Jahre 1994 angefallen wären (DM 65.152). Die obere Gerade gibt die Kosten einer einjährigen ununterbrochenen Behandlung im Akutbereich des PLK Wiesloch für einen Patienten an (DM 91.892).

Die Darstellung in Abb.5.18 zeigt, daß lediglich vier Patienten der Studienpopulation in der gemeindenahen Versorgung mehr Kosten verursacht haben, als im Langzeitbereich des PLK angefallen wären. Den Schwellenwert der Kosten einer kontinuierlichen Akutbehandlung im PLK erreichte keiner der Studienpatienten (Salize et al. 1996, Salize & Rössler 1996).

5.6.2   Einflußfaktoren auf die Gesamtkosten gemeindepsychiatrischer Versorgung

Die hohe Zahl der von den Meßinstrumenten der Studie bereitgestellten quantitativen und qualitativen Parameter erlaubte die Suche nach Variablen, die auf die Versorgungskosten der Studienpopulation einwirkten. Das Ziel dabei war die Identifikation von Einflußfaktoren, durch die hohe oder niedrige Versorgungskosten bestimmt werden. Aus der Perspektive der Anbieter von Versorgungsleistungen kamen dabei vor allem vier Bereiche als Einflußgrößen in Betracht:

- Soziodemographischer Hintergrund der Patienten (biographische Risikofaktoren, Lebensverhältnisse, Familienstand, Grad der sozialen Unterstützung, Lebensqualität)
- Krankheitsvorgeschichte (Erkrankungsalter, Erkrankungsdauer, Schweregrad, Chronizität)
- Psychopathologischer Zustand (Versorgungsbedarf im klinischen und soziotherapeutisch-rehabilitativen Bereich)
- Versorgungsparameter (Inanspruchnahme, Bedarfsdeckung, Veränderung der Bedarfsdeckung im Untersuchungszeitraum)

Viele der Variablen aus diesen Bereichen können nicht unabhängig voneinander betrachtet werden. Es bestehen hohe gegenseitige Beeinflussungen und Abhängigkeiten, die bei der Wahl der geeigneten Analysestrategie berücksichtigt werden mußten.

5.6.2.1   Kostenmodell mit Inanspruchnahmeparametern

Zur Ermittlung von möglichen Einflußfaktoren wurde zuerst von einem Gesamtset möglicher Einflußfaktoren ausgegangen, welche mittels einer schrittweisen, multiplen Regressionsrechnung auf ihren Zusammenhang mit den Versorgungskosten hin geprüft wurden. Bei diesem Ansatz handelt es sich um eine explorative, d.h. modellsuchende Vorgehensweise. Sie ermöglicht die Identifikation von Regressoren oder unabhängigen Variablen, die einen überzufälligen (signifikanten) Einfluß auf die Höhe der Ziel- oder abhängigen Variablen, im vorliegenden Fall also den Gesamtkosten der Versorgung aufweisen. Als Resultat entsteht ein Modell von Prädiktoren der Versorgungskosten, aus dem alle nicht signifikanten unabhängigen Variablen eliminiert sind. Bei dieser Vorgehensweise sind die p-Werte allerdings im explorativen Sinn zu bewerten. Weil keine interferenzstatistischen Überlegungen im Vordergrund standen, wurde diese liberale Methode gewählt, die zudem die 10%-Schranke für eine Aufnahme von Variablen in das Modell benutzte.
Das Verfahren ermöglicht weiterhin die Berechnung relativer, untereinander vergleichbarer Einflußstärken (Beta-Koeffizienten) der in das Modell eingehenden Regressoren auf die Zielvariable. Das resultierende Modell muß eine ausreichende Güte (oder Varianzaufklärung) aufweisen, die durch die statistische Maßzahl R^2 oder adjusted R^2 (wobei die zweite Größe im Gegensatz zur ersten die Zahl der in das Modell eingehenden Variablen berücksichtigt) angegeben wird.
Aus den Koeffizienten (parameter estimates) der signifikanten Regressoren wird die sog. Kostenfunktion gebildet. Sie erlaubt es, bei sich verändernden Werten der unabhängigen Variablen bzw. Kostenprädiktoren die damit einhergehende Veränderung der Gesamtkosten in quantitativen Größen zu berechnen bzw. vorherzusagen.

In einem ersten Analyseschritt wurde ein möglichst umfassendes Set von potentiellen Einflußfaktoren berücksichtigt, die die Erhebungen im Rahmen des Studienplanes bereitstellten (vgl. Tab.5.11). Die Ergebnisse der Regressionsrechung mit dem Gesamtset der zur Verfügung stehenden Variablen werden in Tab.5.12 dargestellt. Das resultierende Modell besaß mit einem R^2-Wert von 0,74 (bzw. adjusted R^2=0,72) eine gute bis hervorragende Varianzaufklärung. Bei dem resultierenden Modell erwiesen sich die Unterbringung in betreuten Wohneinrichtungen (betreute Wohnheime und Wohngemeinschaften) (p=0,0001), die Zahl der Wiederaufnahmen in stationärpsychiatrische Behandlung während des Untersuchungszeitraumes (p=0,0001), das Geschlecht der Patienten (p=0,0159)

Variable	Operationalisierung
Zahl stationärer Vorbehandlungen	vor Indexhospialisierung
Erkrankungsdauer	in Jahren
Risikofaktor Lebensumstände vor	alleine oder in betreuter Umgebung
Indexhospitalisierung	lebend ja/nein
frühes Erkrankungsalter	Erstkontakt unter 25 Jahren ja/nein
Dauer Indexhospitalisierung	Tage in stationärer Behandlung
Betreutes Wohnen	im Untersuchungszeitraum ja/nein
Alter	in Jahren
Geschlecht	männlich/weiblich
Wiederaufnahmen	Anzahl im Untersuchungszeitraum (n)
Lebensqualität	Summe MLDL-Items
Soziales Netz	Anzahl unterstützender Personen
Probleme klinisch t1	Zahl Probleme
Probleme soziotherapeutisch-rehabilitativ t1	Zahl Probleme
Deckung klinisch t1	Zahl gedeckter Probleme
Deckung soziotherapeutisch-rehabilitativ t5	Zahl gedeckter Probleme
Veränderung Bedarf klinisch t1 bis t5	Zahl Probleme t1-t5
Veränderung Bedarf s.-rehabilitativ t1 bis t5	Zahl Probleme t1-t5
Veränderung Deckung klinisch t1 bis t5	Zahl gedeckter Probleme t1-t5
Veränderung Deckung s-rehabilitativ t1 bis t5	Zahl gedeckter Probleme t1-t5

Tabelle 5.11 Potentielle Einflußfaktoren auf die Gesamtversorgungskosten der Studienpatienten

sowie der Grad der Bedarfsdeckung im sozial-rehabilitativen Bereich am Ende des Untersuchungszeitraumes (t5) (p=0,0432) als Einflußfaktoren. Die Bedarfsdeckung im klinischen Bereich am Ende des Untersuchungszeitraumes ging nur auf dem 10%-Niveau
(p=0,0825), d.h. als Trend in das Modell ein.

Den relativ stärksten Einfluß hatte die Variable Unterbringung im betreuten Wohnen
(höchster Beta-Koeffizient mit 0,53), während der Einfluß der Variablen Wiederaufnahmen (Beta-Koeffizient=0,40), soziotherapeutisch-rehabilitative Bedarfsdeckung (Be-
ta-Koeffizient=0,18) sowie Geschlecht (Beta-Koeffizient=-0,17) geringer war.

Eine Erhöhung der Werte der Variablen Wiederaufnahmen und Bedarfsdeckung, bzw.
das Vorliegen einer betreuten Wohnsituation bedeuteten höhere Gesamtkosten. Bei der
Variablen Geschlecht zeigte das negative Vorzeichen an, daß die Ausprägung 'weiblich'
erhöhte Kosten bedeutete.

Alle anderen Faktoren zeigten keinen Einfluß auf die Kosten. Insbesondere Variablen der
Krankheitsvorgeschichte wie frühes Erkrankungsalter und Krankheitsdauer erwiesen sich
in diesem Modell ohne Vorhersagekraft. Die Verlaufsparameter (Veränderung des Ver-

sorgungsbedarfs sowie des Grads der Bedarfsdeckung während des Untersuchungszeitraumes) zeigten ebenfalls keinen signifikanten Einfluß auf die Kosten.

Dieses Modell besaß zwar hohe Varianzaufklärung und Plausibilität, jedoch gleichzeitig auch einen hohen Grad an Redundanz, der seine Erklärungskraft verringerte. Außer der Geschlechtsvariablen gingen ausschließlich Variablen in das Modell ein, die sich auf die Inanspruchnahme von Versorgungsleistungen bezogen. Inanspruchnahmedaten stellen jedoch nur eine Transformierung von Kostendaten dar. Es war deshalb nicht überraschend, daß die Variablen mit dem stärksten Einfluß auf die Gesamtkosten (betreutes Wohnen und stationäre Wiederaufnahmen) gleichzeitig die beiden teuersten Versorgungselemente repräsentierten (vgl. Kap.5.2.1 und 5.4.2).

Somit war ein zweites Modell zu suchen, das alle inanspruchnahme- oder versorgungsbezogenen Variablen von vornherein als Einflußfaktoren ausschloß. Von solch einem Modell war Auskunft darüber zu erhoffen, ob die Geschlechtsvariable sowie die Bedarfsdeckung im soziotherapeutisch-rehabilitativen Bereich als signifikante Einflußfaktoren auf die Versorgungskosten Bestand haben und ob die Indikatoren der Krankheitsvorgeschichte und des soziodemographischen Hintergrundes der Patienten weiterhin keine Erklärungskraft bezüglich der Höhe der Versorgungskosten zeigen würden.

signifikante Regressoren	Beta-Koeff.	p	nicht signifikant
Betreutes Wohnen	0,53	0,0001	Alter
Wiederaufnahmen (n)	0,40	0,0001	Frühes Erkrankungsalter
Geschlecht	-0,17	0,0159	Krankheitsdauer
Deckung (soz.-rehabil.) t5	0,18	0,0432	Stat. Vorbehandlungen (n)
Deckung (klinisch) t5	0,14	0,0825	Länge Index-Hospital.
			Lebensqualität
			Soziales Netz
			Bedarf (klinisch) t1
R-quadrat	0,74		Bedarf (klinisch) t5
adjusted R-quadrat	0,72		Bedarf (soz.-rehabil.) t1
			Bedarf (soz.-rehabil.) t5
			Deckung (klinisch) t1
			Deckung (soz.-rehabil.) t1
			Veränderung Bedarf (klinisch) t1-t5
			VeränderungBedarf (soz.-rehabil.) t1-t5
			Veränderung Deckung (klinisch) t1-t5
			Veränderung Deckung (soz.-rehabil.) t1-t5

Tabelle 5.12 Kostenmodell 1: Einflußfaktoren auf die Gesamt-Versorgungskosten mit Maximal-Variablenset (Abk.: soz.-rehabil.=soziotherapeutisch-rehabilitativ, Koeff.=Koeffizient, stat.=stationär)

5.6.2.2   Kostenmodell ohne Inanspruchnahmeparameter

Ziel der Analyse eines um inanspruchnahmebezogene Variablen reduzierten Modells war
somit die Erklärung bzw. Identifikation kostensteigernder Faktoren allein aus den Variablen des Krankheitszustands, der Krankheitsvorgeschichte bzw. dem individuellen soziodemographischen Hintergrund der Patienten. Als unabhängige Variablen standen dabei zur Verfügung:

- klinischer Versorgungsbedarf, jeweils zum Zeitpunkt t1 und t5 (Anfang und Ende des Untersuchungszeitraums)
- soziotherapeutisch-rehabilitativer Versorgungsbedarf, jeweils zum Zeitpunkt t1 u. t5
- Lebensverhältnisse des Patienten (Risikofaktor 1 der Einschlußkriterien)
- Geschlecht
- Alter
- frühes Ersterkrankungsalter (Krankheitsbeginn vor dem 25. Lebensjahr)
- Krankheitsdauer
- Zahl stationärpsychiatrischer Vorbehandlungen
- Dauer Indexhospitalisierung
- Lebensqualität
- Größe des sozialen Netzes der Patienten (Zahl der unterstützenden Personen)

Analog zur Vorgehensweise des ersten Modells wurden auch hier die Variablen schrittweise in die Regressionsrechnung einbezogen. Das Resultat zeigt Tab.5.13. Das unter diesen Voraussetzungen identifizierte beste Modell besaß mit $R^2=0,45$ bzw. adjusted $R^2=0,41$ zwar eine im Vergleich zum ersten Modell geringere, jedoch immer noch befriedigende Varianzaufklärung. Nun erwiesen sich drei unabhängige Variablen auf dem 5%-Niveau als signifikant, eine weitere auf dem 10%-Niveau.

Der soziotherapeutisch-rehabilitative Versorgungsbedarf zu beiden untersuchten Zeitpunkten (Beginn und Ende der einjährigen Untersuchungsperiode) erwies sich als Parameter mit dem höchsten prädiktiven Wert (Beta-Koeffizient 0,34 für Zeitpunkt t1 bzw. 0,31 für Zeitpunkt t5). Für beide Zeitpunkte gilt gleichermaßen: je höher der soziotherapeutisch-rehabilitative Versorgungsbedarf eines Patienten, desto höher waren seine Gesamt-Versorgungskosten. Der drittstärkste Einflußfaktor war die Variable 'Lebensverhältnisse' (Beta-Koeffizient 0,25), die vornehmlich aus Merkmalen des soziodemographischen und familiären Hintergrunds der Patienten gebildet war, in die aber auch krankheitsbezogene Informationen und Angaben über das soziale Umfeld eingingen (vgl. Kap.4.2.1). Die Variable war dichotom codiert (bei Vorhandensein der Merkmale mit Code 1, andernfalls mit 0). Kostensteigernd war das Vorliegen des mit 'Lebensverhältnisse' beschriebenen Sachverhaltes.

Signifikante Regressoren	Beta-Koeff.	p	nicht signifikant
Bedarf (soz.-rehabil.) t1	0,34	0,0203	Alter
Bedarf (soz.-rehabil.) t5	0,31	0,0314	Frühes Erkrankungsalter
Lebensverhältnisse	0,25	0,012	Krankheitsdauer
Geschlecht	-0,18	0,0591	Stat. Vorbehandlungen (n)
			Länge Index-Hospital.
R-quadrat	0,4496		Lebensqualität
adjusted R-quadrat	0,4135		Soziales Netz
			Bedarf (klinisch) t1
			Bedarf (klinisch) t5
			Veränderung Bedarf (klinisch) t1-t5
			Veränderung Bedarf (soz.-rehabil.) t1-t5

Tabelle 5.13 Kostenmodell 2: Einflußfaktoren auf die Gesamt-Versorgungskosten bei Ausschluß inanspruchnahmebezogener Parameter (Abk.: soz.-rehabil.=soziotherapeutisch-rehabilitativ, Koeff.=Koeffizient, stat.=stationär, Hospital.=Hospitalisierung)

Das Geschlecht der Patienten blieb auch in diesem Modell als Einflußfaktor repräsentiert (Beta-Koeffizient=-0,18), wobei sich wiederum die Ausprägung 'weiblich' (codierungsbedingt durch das negative Vorzeichen charakterisiert) als kostenerhöhend auswirkte. Trotz der geringen Überschreitung der 5%-Grenze (p=0,0591) erschien auch hier die Einstufung als relevanter Kostenprädiktor gerechtfertigt.

Einflußfaktor	Parameter Estimate	p-Wert
absolutes Glied	5759,1	
Bedarf (soziotherapeutisch-rehabilitativ) t1	3197,9	0. 0203
Bedarf (soziotherapeutisch-rehabilitativ) t5	2862,2	0. 0314
Lebensverhältnisse	13792	0. 0120
Geschlecht	-8726,7	0. 0591

Tabelle 5.14 Koeffizienten (parameter estimates) und p-Werte der signifikanten Einflußfaktoren von Kostenmodell 2

Die ebenfalls aus der Regressionsanalyse resultierenden 'Parameter estimates' geben die Koeffizienten der Variablen an, die in die Regressionsgleichung eingingen. Die Koeffizienten der Faktoren des 2. Modells sind zusammen mit dem entsprechenden Wert des absoluten Gliedes in Tab.5.14 dargestellt. In die Regressionsgleichung des Modells eingesetzt ergeben diese Werte die Kostenfunktion, die in Tab.5.15 dargestellt ist (Salize et al. 1996, Salize & Rössler 1996).

Diese Kostenfunktion ist aufgrund der oben angestellten Überlegungen als die bestmögliche empirische Beschreibung der signifikanten Einflußfaktoren auf die direkten Gesamtkosten gemeindepsychiatrischer Versorgung von an Schizophrenie erkrankten Patienten aus der Studienpopulation im Versorgungsgebiet Mannheim anzusehen.

Versorgungskosten (eines Jahres in DM) =   5759,16   + (13792,00* Lebensverhältnisse) + (3197,93 * sozioth.-rehab. Versorgungsbedarf t1) + (2862,21 * sozioth.-rehab. Versorgungsbedarf t5) - (8726,76 * Geschlecht)

Tabelle 5.15 Kostenfunktion für die gemeindepsychiatrische Gesamtversorgung von Patienten aus der Studienpopulation im Versorgungsgebiet Mannheim

5.6.3   Kostenaspekte stationärpsychiatrischer Wiederaufnahmen

Bei der Untersuchung der Kostenimplikationen der Wiederaufnahmen der Studienpatienten in stationärpsychiatrische Behandlung bestand der erste Schritt darin, die Patienten, die während des Untersuchungszeitraums Wiederaufnahmen zu verzeichnen hatten, mit den Patienten ohne Wiederaufnahmen zu vergleichen.

Zu untersuchen war dabei die Frage, ob sich beide Subgruppen in Vorgeschichte, Krankheitsbild oder bezüglich anderer behandlungs- bzw. kostenrelevanter Variablen voneinander unterschieden. Da 33 Patienten (50%) der Stichprobe mindestens eine Wiederaufnahme in die stationärpsychiatrische Behandlung während des Untersuchungszeitraums aufwiesen (vgl. Kap.5.5.2), waren beide Subgruppen gleich stark besetzt.

	rehospitalisiert	nicht rehospitalisiert	p	Test-verfahren
Geschlecht (männlich)	57,6 %	63,6 %	n.s.	Chi-Quadrat
Alter (Jahre)	36,4	32,6	n.s.	Wilcoxon
Zahl stat. Vorbehandl.	8,8	5,7	n.s.	Wilcoxon
Alter Ersthospital. (Jahre)	25,5	22,3	n.s.	Wilcoxon
Ersthospital. vor 25. Lebensj.	54,6 %	63,6 %	n.s.	Chi-Quadrat
Dauer Indexhospital. (Tage)	121,9	90,8	n.s.	Wilcoxon
Größe soz. Netz (Pers.)	13,2	16,3	n.s.	Wilcoxon
Lebensqualität (Index)	8,6	14,7	n.s.	t-Test

Tabelle 5.16 Vergleich zwischen im Untersuchungszeitraum rehospitalisierten (n=33) und nicht rehospitalisierten Patienten (n=33) bezüglich soziodemographischer Variablen und Krankheitsvorgeschichte (Abk.: p=p-Wert, n.s.=nicht signifikant)

Tab.5.16 zeigt die Ergebnisse des univariaten statistischen Vergleiches beider Subgruppen bezüglich Alter und Geschlecht sowie der zentralen Parameter von Krankheitsvorgeschichte und -schweregrad. Je nach Verteilungseigenschaften der Variablen wurden die Vergleiche mit dem nichtparametrischen Wilcoxon-Test, dem CHI^2-Test und dem t-Test vorgenommen. In allen untersuchten Variablen der Krankheitsvorgeschichte (Erstaufnahme in stationärpsychiatrische Behandlung vor dem 25. Lebensjahr, Zahl stationärer Vorbehandlungen, Alter bei Ersthospitalisierung), die als grobe Indikatoren für die Chronizität und den Schweregrad der Erkrankung dienen können, zeigten sich keine signifikanten Unterschiede. Die Gruppen unterschieden sich ebenfalls nicht in den soziodemographischen Variablen Alter und Geschlecht sowie bezüglich ihrer sozialen Lebensumstände (soziales Netz, Lebensqualität). Auch bei der Dauer des dem Untersuchungszeitraum direkt vorausgehenden stationärpsychiatrischen Aufenthaltes (Indexhospitalisierung) war kein signifikanter Unterschied auszumachen, obwohl die im späteren Verlauf rehospitalisierten Patienten bereits hier im Mittel eine um ca. 30 Tage längere Aufenthaltsdauer aufwiesen. Von ihrer Vorgeschichte her handelte es sich somit nicht um zwei unterschiedlich stark erkrankte Gruppen. Die Prädisposition bezüglich stationärpsychiatrischer Wiederaufnahmen im Untersuchungszeitraum war diesbezüglich gleich.

Unterschiede ergaben sich jedoch bei der Untersuchung des im außerstationären Setting mittels des Needs for Care Assessments quantifizierten Versorgungsbedarfes beider Gruppen. Da Fragen der stationärpsychiatrischen Wiederaufnahmen im Zentrum des Interesses standen, wurden hier lediglich die akuten Probleme bzw. der akute Bedarf beider

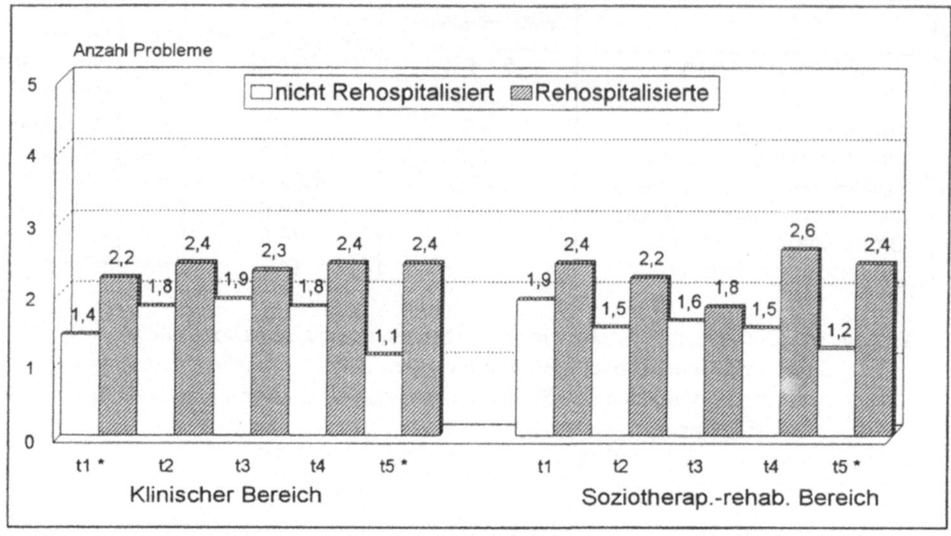

Abb.5.19   Versorgungsbedarf (Zahl akuter Probleme) von im Untersuchungszeitraum rehospitalisierten (n=33) und nicht rehospitalisierten Patienten (n=33) zu 5 Zeitpunkten des Untersuchungszeitraumes (Mittelwerte, * = signifikanter Unterschied)

Gruppen erfaßt und nicht der akute und latente Bedarf gemeinsam (vgl. Kap.5.5.1). Der dahinterstehende Gedanke war, daß für stationärpsychiatrische Wiederaufnahmen der latente Versorgungsbedarf keine bedeutsame Rolle spielt, sondern vor allem Verschärfungen der akuten Problemlage für Krankenhauseinweisungen entscheidend sind. Eine Miterfassung der latenten Probleme hätte mögliche Differenzen der Bedarfs- und Deckungslage zwischen beiden Gruppen verwischt.

Die Patienten mit stationärpsychiatrischen Wiederaufnahmen wiesen zu allen Meßzeitpunkten einen deutlich erhöhten Versorgungsbedarf auf (vgl. Abb.5.19). Die Bedarfsunterschiede zwischen beiden Gruppen waren zu den Zeitpunkten t1 (p=0,0113) und t5 (p=0,0004) im klinischen Bedarfsbereich sowie zum Zeitpunkt t5 (p=0,02000) im soziotherapeutisch-rehabilitativen Bedarfsbereich signifikant (Wilcoxon-Rangtest bzw. U-Test).

Beim Vergleich der Bedarfsdeckung zeigte sich, daß der erhöhte außerstationäre Bedarf der Gruppe mit Wiederaufnahmen in beiden Bedarfsbereichen (klinisch und soziotherapeutisch-rehabilitativ) von einem entsprechend höheren Maß an psychiatrischen Interventionen begleitet worden sein mußte. In keinem Bedarfsbereich war nämlich ein signifikanter Unterschied des Deckungsgrades zwischen Patienten mit und ohne Wiederaufnahme zu verzeichnen (vgl. Abb.5.20).

Der hier gewählte Indikator für den Grad der Bedarfsdeckung wurde zum Zwecke der Vergleichbarkeit gebildet aus der maximal möglichen Problemzahl pro Bedarfsbereich minus der Zahl ungedeckter Probleme. Da die Maximalzahl der möglichen Probleme im klinischen Bedarfsbereich des NCA 9, und im soziotherapeutisch-rehabilitativen Bedarfsbereich 11 betrug, zeigt die Differenz der Balkenwerte von Abb.5.20 zu dem Wert 9 bzw. 11 die Höhe des ungedeckten Bedarfs der beiden Patientengruppen an. Dieser war für beide Gruppen vergleichbar. Eine Vernachlässigung oder Unterversorgung der Gruppe der im Untersuchungszeitraum rehospitalisierten Patienten bezüglich ihres erhöhten außerstationären Versorgungsbedarfes konnte somit auf dieser quantitativen Ebene nicht festgestellt werden.

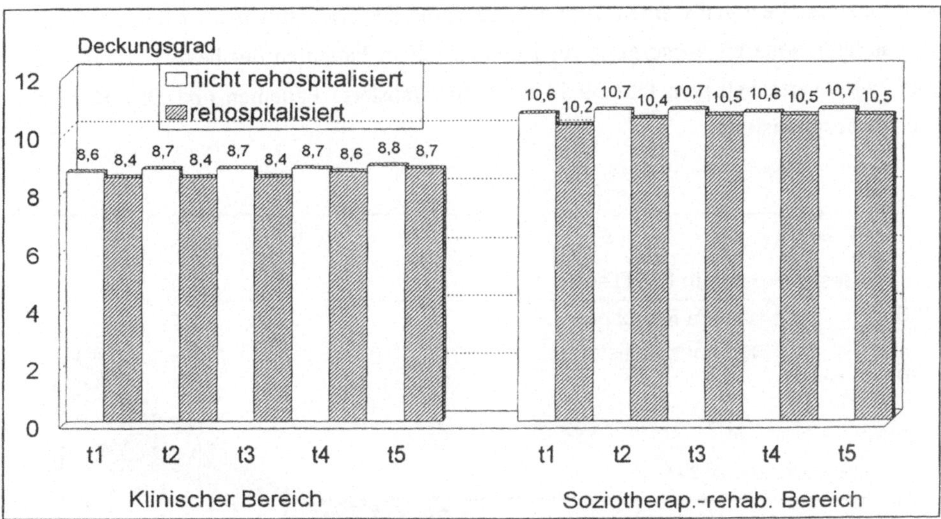

Abb.5.20 Deckungsgrad (Zahl maximal möglicher Probleme pro Versorgungsbereich minus Zahl ungedeckter Probleme) von im Untersuchungszeitraum rehospitalisierten (n=33) und nicht rehospitalisierten Patienten (n=33) zu 5 Zeitpunkten des Untersuchungszeitraumes (Mittelwerte)

5.6.3.1   Versorgungskosten rehospitalisierter und nicht rehospitalisierter Patienten

Der Versorgungsbedarf der rehospitalisierten Patienten während der stationären Episoden wurde durch die stationären Komplettpakete gedeckt. Da es sich bei den Pflegesätzen der beiden psychiatrischen Krankenhäuser des Versorgungsgebietes um die teuersten aller erfaßten Versorgungselemente handelte, waren höhere Gesamtkosten der wiederaufgenommenen Patientengruppe zu erwarten.

Tatsächlich wiesen die rehospitalisierten Patienten rund doppelt so hohe Gesamtkosten (DM 1.207.152, Mittelwert DM 36.580) auf wie die Patienten ohne Wiederaufnahmen (DM 612.238, Mittelwert DM 18.553). Der Unterschied war hochsignifikant (Wilcoxon-Rangtest, p=0,0007). Abb.5.21 zeigt die Gesamtkosten für die einzelnen Patienten der beiden Subgruppen.

Der Unterschied der Kosten der außerstationären Versorgung beider Gruppen war dagegen deutlich geringer. Bei diesem Vergleich mußten alle Kosten der außerstationären Versorgung auf die Zahl der außerhalb des Krankenhauses verbrachten Tage der jeweiligen Patienten bezogen werden. Abb.5.22 zeigt die durchschnittlichen Kosten pro Tag in der außerstationären Versorgung für jeden einzelnen Patienten der beiden Subgruppen. Die Mittelwerte betrugen DM 59,53 für rehospitalisierte Patienten und DM 50,83 für nicht rehospitalisierte.

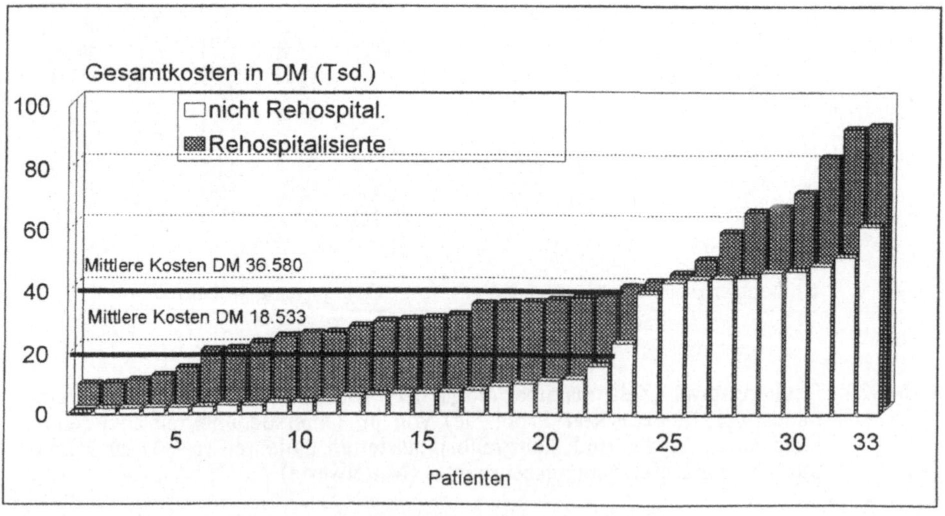

Abb.5.21   Gesamtversorgungskosten der im Untersuchungszeitraum rehospitalisierten (n=33) und nicht rehospitalisierten Patienten (n=33)

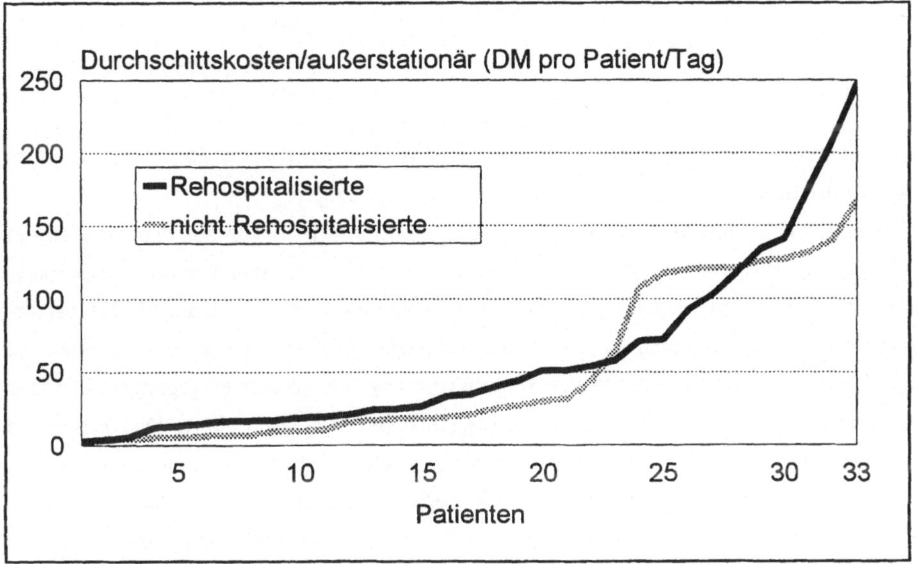

Abb.5.22   Tägliche Durchschnittskosten in der außerstationären Versorgung der im Untersuchungszeitraum rehospitalisierten (n=33) und nicht rehospitalisierten Patienten (n=33)

Ein signifikanter Unterschied ergab sich hier bei der statistischen Testung mittels des Wilcoxon-Tests nicht, was den visuellen Eindruck paralleler Kostenprofile in Abb.5.22 bestätigte. Aus Gründen der übersichtlicheren Darstellung wurden hier im Gegensatz zu Abb.5.21 Linienprofile anstatt Balken zur Charakterisierung der Patientenkosten gewählt. Es handelt sich jedoch auch bei den Kurven der Abb.5.22 nicht um kumulierte Profile, sondern die Kurvenpunkte geben ähnlich wie bei Abb.5.21 jeweils die Kosten der einzelnen Patienten an.

Der zu einigen Zeitpunkten erhöhte außerstationäre Versorgungsbedarf und die damit einhergehende erhöhte Bedarfsdeckung der rehospitalisierten Patienten war somit zwar von erhöhten außerstationären Versorgungskosten begleitet, nicht jedoch von einem signifikanten außerstationären Kostenanstieg.

6   Diskussion der Ergebnisse

Im folgenden Teil der Arbeit werden die empirischen Ergebnisse der vorausgehenden
Abschnitte diskutiert und Schlußfolgerungen daraus gezogen.

Wie in der Literaturübersicht (Kap.3.1.2) dargestellt wurde, liegen aus dem Bereich der
Versorgung chronisch psychisch Kranker in Deutschland nur sehr wenige Kostenanalysen vor. Entsprechenden empirischen Untersuchungen kommt deshalb erhöhte versorgungspolitische Bedeutung zu. In der nachfolgenden Diskussion wird deshalb auch auf
den Wert der Ergebnisse für die Versorgungsplanung und -praxis eingegangen. Die Diskussion folgt dabei der Gliederung des Ergebnisteils. Auf eine isolierte Diskussion und
Wertung der reinen klinisch-psychiatrischen und rehabilitativen Ergebnisse der Versorgung der Studienpopulation während des Untersuchungszeitraums wird dabei verzichtet,
da dies einen eigenen Themenbereich darstellt, der die Aufgabenstellung der vorliegenden Untersuchung deutlich überschreitet. Eine Diskussion von Ergebnis- oder Wirksamkeitsparametern der Versorgung erfolgt deshalb lediglich im Hinblick auf ihren Zusammenhang mit den Versorgungskosten, da dies das eigentliche Zentralthema der vorliegenden Untersuchung darstellt.

6.1   Elementkosten der Versorgung

Die in Kap.5.2 erfolgte Beschreibung der Mannheimer Versorgungseinrichtungen, ihrer
finanzierungstechnischen Hintergründe sowie der Grundkosten der Versorgungsmaßnahmen bzw. -elemente der jeweiligen Dienste ist noch nicht dem eigentlichen analyti-
schen Teil der vorliegenden Arbeit zuzurechnen. Sie war jedoch unabdingbare Voraussetzung für die Berechnung aller patientenbezogenen Kosten und weiterführender Analysen. Aufgrund dieses Sachverhaltes sowie des erheblichen methodischen Aufwandes der
Ermittlung der Elementkosten sind diese Daten jedoch als eigenständiges Untersu-
chungsergebnis einzustufen.

Die erstellten Materialien und Kostendaten können zudem als Grundlage und Aus-
gangsbasis für einen universell anwendbaren Kostenkatalog psychiatrischer Versorgungseinrichtungen, -maßnahmen und -elemente in der Bundesrepublik betrachtet werden. Solche Kataloge gehören z.B. in Großbritannien zu den gängigen Arbeitsmaterialien
der psychiatrischen Versorgungsforschung und -planung (PSSRU 1994). Sie enthalten in
systematisierter Form die Grundkosten von Elementen, Maßnahmen, Diensten und Be-

rufsgruppen der psychiatrischen Versorgung, um sie für die verschiedensten evaluativen und Planungszwecke als Basisdaten bereitzustellen. Damit wird die Möglichkeit eröffnet, die direkten Kosten der Versorgung einzelner Patientengruppen, neu zu implementierender Einrichtungen, Änderungen von Versorgungsschwerpunkten oder -strategien usw. im voraus abzuschätzen oder die Kosten alternativer Versorgungsszenarien auf der Basis empirischer Daten durchzuspielen. Um dauerhaft gebrauchsfähig zu sein, bedarf ein solcher Kostenkatalog allerdings der Institutionalisierung, weil die darin aufgeschlüsselten Kosten periodisch den sich ändernden Rahmenbedingungen (Inflationsrate, Lohn- und Preisentwicklung, Änderung von Gehaltsstrukturen, Finanzierungsweisen und Entgeltverfahren etc.) angepaßt werden müssen.

Der erhebliche Aufwand der systematischen und regelmäßig wiederholten Ermittlung und Berechnung von Element- oder Basiskosten ist einer der Hauptgründe dafür, daß ein universal anwendbarer Kostenkatalog in der Versorgung psychisch Kranker in Deutschland bisher nicht existiert. Seine Erstellung wäre jedoch eine notwendige künftige Aufgabe der psychiatrischen Versorgungsforschung in Deutschland, da gegenwärtig in den meisten planerischen und evaluativen Zusammenhängen nur die Möglichkeit einer groben Kostenabschätzung bleibt oder aber - wie in der vorliegenden Untersuchung - die jeweiligen Basis- und Elementkosten auf mühsame und aufwendige Weise für den jeweiligen Kontext gesondert ermittelt werden müssen .

Die in Kap.5.2 dargestellten empirischen Kostenwerte können als Ausgangswerte und Materialien für einen solchen Basiskatalog betrachtet werden, weil das Versorgungsgebiet Mannheim mit fast allen der gegenwärtig in Deutschland vorgehaltenen Einrichtungstypen und Versorgungselemente für die hier diskutierte Patientengruppe der chronisch psychisch Kranken ausgestattet ist. Die in der vorliegenden Untersuchung verwendeten Definitionen und Spezifizierungen von Versorgungsmaßnahmen bzw. -elementen sind für einen Kostenkatalog einerseits universell und andererseits detailliert genug. Sie lehnen sich an in der gemeindepsychiatrischen Versorgungspraxis in Deutschland allgemein gebräuchlichen Kategorisierungen und Definitionen an. Bei einer Nutzung oder Ausweitung der Basismaterialien in anderen Versorgungsgebieten müßten lediglich die Aufgabenspektren spezialisierter Dienste sowie die Zeitdauer spezialisierter Maßnahmen eventuell nach den regionalen Gegebenheiten modifiziert bzw auf einer globaleren Ebene erfaßt werden. Die Ermittlung der Kosten von in Mannheim nicht vorgehaltener (und somit im Rahmen der vorliegenden Arbeit nicht behandelter) Versorgungselemente oder -einrichtungen wäre in vergleichbarer Weise vorzunehmen wie in Kap.5.1 beschrieben.

Die individuelle, d.h. auf Patientenebene erfolgende Erfassung und monetäre Bewertung von Einzelleistungen und Versorgungsmaßnahmen ist gegenwärtig ein beherrschendes Thema in der Diskussion über die Finanzierung bzw. die Revision der Entgeltverfahren in der außerstationären Versorgung chronisch psychisch Kranker. Diese Diskussion unterstreicht den Bedarf nach den oben diskutierten Materialien.

Die 1994 in Kraft getretene Neufassung des § 93 des Bundessozialhilfegesetzes (BSHG) wird in Zukunft immer stärker zur Folge haben, daß die herkömmlichen pflegesatzgestützten Pauschalleistungsvergütungen im Bereich der Behindertenhilfe mehr und mehr in ein einrichtungsbezogenes Grundentgelt (das die Kosten der Unterkunft und Verpflegung deckt) und ein einrichtungsunabhängiges, klientenbezogenes Leistungsentgelt getrennt werden (Vigener 1994). Betroffen sind davon vor allem die Einrichtungen beschützten Wohnens aber auch ambulante Einrichtungen mit rehabilitativen Aufgaben wie die Sozialpsychiatrischen Dienste. Mit diesen sog. prospektiven Pflegesätzen soll eine leistungsgerechtere, auf den konkreten Versorgungsbedarf des jeweiligen Klienten/Patienten zugeschnittene Finanzierung erreicht werden. Übergeordnetes Ziel dieser modifizierten Entgeltverfahren ist es, die Versorgung psychisch Kranker im rehabilitativen Bereich effizienter zu gestalten (Hölzke 1994).

Die für prospektive Pflegesätze notwendige routinemäßige Erfassung individuellen Hilfebedarfs in der rehabilitativen Versorgung hat dazu geführt, daß derzeit analog den in der vorliegenden Untersuchung verwendeten international gebräuchlichen Instrumente (NCA) auch auf die bundesdeutsche Versorgungslandschaft zugeschnittene Skalen und Instrumente entwickelt werden, die diesen Versorgungsbedarf auf Patientenebene standardisiert ermitteln. Sie sollen es möglich machen, die notwendigen Versorgungsmaßnahmen flexibel und bedarfsgerecht zuzuordnen (Kommission zur Personalbemessung 1996). Von der damit ebenfalls möglich werdenden differenzierten Koppelung von Personalstärken an den tatsächlichen Hilfebedarf der Patienten werden ähnlich positive Effekte erhofft, wie sie durch die Einführung der Psychiatrie-Personalverordnung (Bundesminister für Arbeit und Sozialordnung 1990) im stationärpsychiatrischen Bereich eingetreten sind.

In der vorliegenden Untersuchung wurden die Berechnungs- und Zuordnungsverfahren, die bei der Einführung prospektiver Pflegesätze geplant sind, in der strukturellen Vorgehensweise bereits angewendet. Die zeitliche, örtliche und diagnostische Begrenztheit einer wissenschaftlichen Untersuchung ermöglichte dabei vermutlich einen wesentlich höheren Grad an Detailschärfe, Differenziertheit und Flexibilität, als im Rahmen einer künftigen überregionalen Einführung prospektiver Pflegesätze bei der Ermittlung von Bedarfsprofilen, des Zeitaufwandes einzelner Versorgungsmaßnahmen sowie der monetären Bewertung von Einzelleistungen zu erwarten sind.

6.2 Inanspruchnahme psychiatrischer Versorgung durch die Studienpopulation

Die Detailschärfe der Erfassung und Dokumentation der Inanspruchnahme psychiatrischer Versorgungsleistungen durch die Studienpopulation kann zusammen mit der ähnlich detailgetreuen Ermittlung und Berechnung der Kosten der Versorgungselemente als eines der wesentlichen Qualitätsmerkmale der vorliegenden Studie angesehen werden. Beides sichert die Validität aller Kostendaten der Studienpopulation.

In vielen Effizienzstudien im Bereich der psychiatrischen Versorgung werden die Versorgungskosten lediglich auf der Basis von retrospektiv erhobenen Inanspruchnahmedaten ermittelt. Viele erfassen dabei als kleinste Einheit den Einrichtungskontakt und differenzieren nicht nach den bei diesen Kontakten vorgenommen Versorgungsmaßnahmen. In einer Reihe von Studien bilden zudem die Patienten selbst die einzige Informationsquelle bezüglich der Inanspruchnahmedaten, bzw. deckt die Befragung retrospektiv einen mehrmonatigen Zeitraum ab. In solchen Fällen wird es zunehmend fraglicher, ob die krankheitsabhängigen Gedächtnisleistungen psychisch Kranker valide Rekonstruktionen der Inanspruchnahme überhaupt zulassen.

Die prospektive Inanspruchnahmemessung im Rahmen der vorliegenden Studie übertrifft in Teilbereichen auch die von kumulativen psychiatrischen Fallregistern, die in internationalen Kostenanalysen häufig zur Berechnung von Versorgungskosten herangezogen werden (ten Horn & Giel 1984). In Deutschland dürfen aufgrund datenschutzrechtlicher Bedenken psychiatrische Fallregister nicht betrieben werden. Bei Kostenanalysen auf der Basis von Fallregisterdaten sind die Fehlerquellen retrospektiver Patientenbefragungen ausgeschlossen. Fallregisterdaten unterscheiden jedoch ebenfalls häufig nicht zwischen mehreren Maßnahmen pro Patientenkontakt, sondern erfassen lediglich die Hauptcharakteristik des Kontaktes (ten Horn et al. 1986, Sytema 1994). Sie beziehen zudem die in der vorliegenden Untersuchung berücksichtigten psychiatrischen Vorfeldeinrichtungen wie Hausärzte, Sozialdienste etc. in der Regel nicht ein.

Ein zusätzlicher, die Validität der Daten verbessernder Vorteil der Vorgehensweise im Rahmen der vorliegenden Untersuchung stellte die direkte Befragung des Betreuungs- bzw. Behandlungspersonals bezüglich jeder einzelnen Behandlungsmaßnahme dar. Dadurch war die individuelle Bewertung jeder einzelnen Versorgungsleistung und deren Einstufung in die standardisierten Maßnahmekategorien möglich.

Die Ergebnisse der vorliegenden Untersuchung belegen die Komplexität der Inanspruchnahme psychiatrischer Hilfeangebote im Mannheimer Versorgungsgebiet durch chronisch
psychisch Kranke. Die hohe Zahl der durchschnittlich von den Studienpatienten während
des Untersuchungszeitraums in Anspruch genommenen unterschiedlichen Einrichtungstypen (vgl. Abb.5.2), die hohe Zahl der Inanspruchnehmer pro Einrichtungstyp (vgl.
Tab.5.5) sowie die hohe durchschnittliche Kontakt- und Maßnahmenzahl pro Patient
(vgl. Abb.5.4) sind hierfür quantitative Indikatoren.

Vergleichsdaten zu anderen Versorgungsgebieten fehlen hier, so daß eine qualitative
Bewertung dieser Indikatoren nur in Relation zu internen Parametern - etwa denen des
Versorgungsergebnisses - möglich ist. Dies ist jedoch Aufgabe künftiger Untersuchungen
des Zusammenhangs zwischen Versorgungsbedarf, Inanspruchnahme und Behandlungsergebnis, für die in der bundesdeutschen Versorgungslandschaft ein dringender Bedarf
besteht. Das Ausmaß möglicher Effektivitäts- und Qualitätseinbußen der Versorgung in
gut ausgebauten, jedoch deshalb auch fragmentierten gemeindepsychiatrischen Versorgungsnetzen ist, wie bereits in Kap.1 ausgeführt, noch weitestgehend unbekannt. Quellen
dieser möglichen Effektivitätsverluste sind vor allem das schwer zu überschauende und
schwer zu koordinierende Nebeneinander von Versorgungsangeboten und -leistungen,
das Versorgungslücken oder Überversorgung verursacht oder begünstigt (Audit
Commission 1986). Die entsprechenden Analysen sind methodisch anspruchsvoll und
erfordern versorgungsgebietsumfassende Datensätze, die mindestens so differenziert sein
müssen wie die in dieser Studie verwendeten.

In der vorliegenden Untersuchung gaben vor allem die identifizierten Unterschiede in der
Inanspruchnahme männlicher und weiblicher Studienpatienten Hinweise auf solche möglichen Effektivitätsverluste. Die gegenüber den männlichen Studienpatienten deutlich
höhere Inanspruchnahme von Versorgungseinrichtungen seitens der weiblichen Studienpatienten stand dabei im Gegensatz zu den Ergebnissen der internationalen Literatur, die
männlichen Schizophreniekranken eine höhere Inanspruchnahme und Verweildauer vor
allem bezüglich stationärpsychiatrischer Aufenthalte zuschreiben (Seeman 1986, Angermeyer et al. 1989, Riecher-Rössler et al. 1995).

In vertieften, den Rahmen der vorliegenden Kostenstudie überschreitenden Analysen ist
es nicht gelungen, Ursachen zu finden, die die verstärkte Inanspruchnahme weiblicher
Studienpatienten erklären. Weder in soziodemographischen Variablen wie Alter usw.
noch in der Krankheitsvorgeschichte (Erkrankungsdauer, Zahl der stationärpsychiatrischen Vorbehandlungen) unterschieden sich in diesen Analysen die weiblichen Studienpatienten von den männlichen. Auch im Versorgungsbedarf, dem Grad der Bedarfsdeckung (NCA) sowie in der mittels Present-State-Examination (PSE-SCAN) ermittelten

Psychopathologie waren weder am Anfang noch am Ende des Untersuchungszeitraums signifikante Unterschiede zu verzeichnen (Rössler et al. 1997). Daß es sich bei den weiblichen Studienpatienten um eine stärker erkrankte Subpopulation handelte, die eine erhöhte Inanspruchnahme hätte erklären können, ließ sich somit nicht erhärten.

Da die Inanspruchnahmedaten der Studienpatienten zu Kostendaten transformiert wurden, bildete sich die höhere Inanspruchnahme der weiblichen Studienpatienten auch in den weiterführenden Effizienzanalysen ab. Die daraus zu ziehenden Schlußfolgerungen bezüglich der Kosteneffektivität der Versorgung der Studienpopulation werden weiter unten diskutiert (s.Kap.6.5).

6.3   Gesamtkosten der psychiatrischen Versorgung der Studienpopulation

Dadurch daß die empirischen Kostendaten der vorliegenden Untersuchung auf der individuellen, differenzierten und vollständigen Erfassung der Inanspruchnahme psychiatrischer Einrichtungen und Leistungen durch die Studienpatienten basierten, waren zwei der wesentlichsten Qualitätskriterien für die Kostenermittlung in der Versorgung psychisch Kranker erfüllt, nach denen diese 'as close to patient level as possible' (Allen & Beecham 1993) sowie 'comprehensive' (Knapp & Beecham 1990) erfolgen sollte. Aufgrund dieser Vorgehensweise kann davon ausgegangen werden, daß die ermittelten Kosten die tatsächlichen direkten Kosten der psychiatrischen Versorgung der Studienpopulation weitestgehend widerspiegeln. Dies gilt nicht nur für die Gesamtkosten der Studienpopulation, sondern damit natürlich auch für alle weiter aufgeschlüsselten Kosten wie die Kosten pro Einrichtungstyp (vgl. Abb.5.10) sowie die Kosten pro Inanspruchnehmer der einzelnen Einrichtungstypen (vgl. Tab.5.5).

Die Bewertung, ob die ermittelten Jahres-Durchschnittskosten von DM 27.566 pro Patient als hoch oder niedrig einzuschätzen sind, hängt von den Vergleichsgrößen ab, die zur Beurteilung herangezogen werden. Die hier gewonnenen empirischen Daten können aufgrund fehlender Vergleichsstudien nicht der Situation in anderen Versorgungsgebieten gegenübergestellt werden. Dieser Nachteil wird jedoch zumindest teilweise durch den Vergleich zu den Kosten einer Langzeitunterbringung im psychiatrischen Krankenhaus aufgewogen. Weitere Bewertungen werden darüber hinaus durch die Kosten-Wirksamkeitsanalysen der vorliegenden Untersuchung möglich, in denen quantitative Kriterien der Versorgungsergebnisse einbezogen sind (vgl. Kap.6.5).

Neben den bisher nicht möglichen Querschnittsvergleichen zu anderen Populationen oder Versorgungsgebieten sind in der Versorgung chronisch psychisch Kranker längsschnittliche Beobachtungen und Analysen der Kostenentwicklung für eine Vielzahl von evaluativen Studien sowie für Projekte in der Versorgungsplanung notwendig und wünschenswert. Kostenverlaufsstudien über mehrjährige Zeiträume hinweg haben international z.B. Hall et al. (1985), Borland et al. (1989), Knapp (1996) sowie Dauwalder und Ciompi (1995) vorgenommen. Die letztgenannten Autoren ermittelten über die Dauer von 8 Jahren einen Anstieg der Versorgungskosten in Basel um 119% des Ausgangswertes von 1983. Dabei wuchsen die außerstationären Kosten ungefähr parallel zur schweizerischen Inflationsrate. Allerdings bestand die Population dieser Untersuchung nur zu ca. 40% aus Patienten mit Schizophrenie (vgl. Kap.3.1.2).

Für einen längsschnittlichen Vergleich der Kostendaten der vorliegenden Studie können bedingt die Ergebnisse der im Mannheimer Versorgungsgebiet im Jahre 1979/80 durchgeführten Kostenanalyse von Häfner und Mitarbeitern (1986) herangezogen werden, da hier ebenfalls direkte Kosten erfaßt wurden, und die damalige Untersuchung gleichermaßen an einer Population von ausschließlich unter gemeindepsychiatrischen Bedingungen versorgten schizophren erkrankten Patienten mit Wohnsitz in Mannheim vorgenommen wurde (vgl. Kap.3.1.2). Dabei handelte es sich jedoch natürlich nicht um dieselben Patienten wie in der vorliegenden Untersuchung. Die Patienten der Kohorte von 1979/80 wurden ebenfalls im Rahmen einer stationärpsychiatrischen Behandlung rekrutiert, wobei damals zusätzlich zum Zentralinstitut für Seelische Gesundheit und dem PLK Wiesloch die Psychiatrische Universitätsklinik Heidelberg bei der Rekrutierung mit berücksichtigt wurde (Bardens 1984).

Neben diesen vergleichsweise weniger ins Gewicht fallenden Unterschieden wurden jedoch bei der Kostenermittlung der Studie von 1979/80 die Kosten der Indexhospitalisierung einbezogen, während dies bei der vorliegenden Untersuchung nicht der Fall war. Vor allem dieser Unterschied schränkt ein Vergleich der Kostendaten beider Untersuchungen methodisch ein. Angesichts des akuten Mangels an sonstigen empirischen Vergleichsdaten wird dieser Vergleich jedoch nachstehend trotzdem vorgenommen, um die Chance nicht ungenutzt zu lassen, zumindest Anhaltswerte und Tendenzen der Kostenentwicklung in der gemeindepsychiatrischen Versorgung innerhalb des gleichen Versorgungsgebietes über den Zeitraum von fast eineinhalb Jahrzehnten hinweg zu ermitteln. Im Gegensatz zu den genannten Unterschieden wird ein weitgehend vergleichbares Bedarfsspektrum beider Studienpopulationen sowie eine annähernd vergleichbare Erfassungsgenauigkeit bei der Inanspruchnahme von Versorgungseinrichtungen angenommen.

Häfner und Mitarbeiter ermittelten für 1979/80 jährliche gemeindepsychiatrische Versorgungskosten in der Höhe von durchschnittlich DM 15.574 pro Patient. Bei einem Anstieg der Preise für die allgemeine Lebenshaltung in Deutschland zwischen 1980 und 1995 um 50,8% bzw. einem Anstieg der Preisentwicklung für Güter der Gesundheitsversorgung und Körperpflege im gleichen Zeitraum um 49,7% (Statistisches Bundesamt 1996) würden die Ergebnisse von 1979/80 auf das Jahr 1994/95 hochgerechnet Kosten von ca. DM 23.361 bedeuten (bei Anlegung einer durchschnittlichen Preissteigerungsrate von 50%). Die damals von Häfner und Mitarbeitern herangezogenen jährlichen Durchschnittskosten einer ganzjährigen Unterbringung im psychiatrischen Krankenhaus von DM 36.497 ergeben auf die gleiche Weise hochgerechnet für das Jahr 1994/95 einen Wert von DM 54.745.

Die empirischen Werte aus der vorliegenden Untersuchung für das Jahr 1994 betrugen dagegen 27.566 (gemeindepsychiatrische Gesamtversorgungskosten pro Patient) sowie DM 65.152 (Kosten der ganzjährigen PLK-Unterbringung pro Patient, vgl. Abb.5.18).

Damit wäre für das Mannheimer Versorgungsgebiet ein Anstieg der Kosten gemeindepsychiatrischer Versorgung schizophrener Patienten in einem Zeitraum von 15 Jahren zu konstatieren, der um ca. 18% höher liegt, als er bei parallelem Anstieg der Versorgungskosten zu den Preisen für die allgemeine Lebenshaltung in Deutschland hätte betragen dürfen (vgl. Tab.6.1). Die Kosten der Langzeitunterbringung im PLK liegen in diesem Szenario um ca. 19% höher und stiegen somit nicht überproportional gegenüber den gemeindepsychiatrischen Gesamtkosten. Wegen der erhöhten Repräsentanz von Krankenhauskosten in der Studie von 1979/80 (s.o.) ist der tatsächliche Kostenanstieg

Kostenbereich	1979/80 (empirisch)	1979/80 <-> 1994/95 (parallel zu Preisanstieg)	1994/95 (empirisch)
Gemeindepsychiatrie	15.574	12.361	27.566
Langzeitbereich PLK	36.497	54.745	65.152

Tabelle 6.1 Empirisch ermittelte Kosten (in DM) gemeindepsychiatrischer Versorgung schizophrener Patienten in Mannheim und der Langzeitversorgung im PLK 1979/80 und 1994/95 sowie theoretische Kosten 1994/95 bei Anlegung der Preissteigerungsrate für allgemeine Lebenshaltung seit 1979/80 (Quelle Daten 1979/80: Häfner et al. 1986)

jedoch vermutlich noch steiler, und zu beiden Werten (18% bzw. 19%) müßte ein unbekannter Faktor x hinzu addiert werden.

Bei den hier zum Vergleich herangezogenen Steigerungsraten handelt es sich jedoch um Werte der *Preis*entwicklung. Die untersuchten Variablen sind jedoch Versorgungs*kosten*, die nicht mit den Preisen der Versorgung identisch sind (vgl. Kap.2.4.2), da Kosten auch anderen als preislichen Einflüssen und Veränderungen ausgesetzt sind. Dies ist zusätzlich entscheidend für die Interpretation des hier vorgenommenen längsschnittlichen Vergleichs. In der Untersuchung von 1979/80 setzten sich die gemeindepsychiatrischen Versorgungskosten zu 79% aus Kosten stationärer Wiederaufnahmen zusammen (Häfner et al. 1986). In der vorliegenden Untersuchung betrug der Anteil der durch stationärpsychiatrische Wiederaufnahmen verursachten Kosten dagegen nur 37,8% (vgl. Abb.5.11). Auch wenn der Anteil der Krankenhauskosten von 1979/80 wegen des Einbezugs der Indexhospitalisierungen der damaligen Patienten bei einem Vergleich mit der vorliegenden Untersuchung (um einen gleichermaßen unbekannten Faktor) reduziert werden muß, ist es mehr als wahrscheinlich, daß eine erhebliche Differenz zu dem Anteil der Krankenhauskosten vorliegenden Untersuchung bestehen bleibt. Diese Differenz ist ein Indikator für eine erfolgte Verlagerung des Versorgungsschwerpunktes von Patienten mit Schizophrenie in Mannheim vom stationären in den außerstationären Sektor im Zeitraum zwischen beiden Erhebungen (unter der Annahme ungefähr gleichgebliebener Preisrelationen zwischen außerstationärem und stationärem Sektor in den 15 Jahren). Häfner und Mitarbeiter schätzten in ihrer Untersuchung für 1979/80 den Bedarf an Plätzen für das beschützte Wohnen auf das Doppelte des damals vorhandenen Angebots. In der vorliegenden Untersuchung war kein relevanter ungedeckter Bedarf der Studienpatienten im Bereich des betreuten Wohnens festzustellen. Auch der in der vorliegenden Untersuchung auf 38,1% (gegenüber 11,8% im Jahr 1979/80) angestiegene Kostenanteil des betreuten Wohnsektors an den Gesamtkosten legt nahe, daß die für 1979/80 konstatierte Bedarfslücke in der komplementären Versorgung in Mannheim mittlerweile geschlossen ist. Dem gegenüber der allgemeinen Preisentwicklung überproportionalen Kostenanstieg in Mannheim stünde somit auf der 'Nutzenseite' eine erheblich verstärkte Integration der Patienten in die Gemeinde gegenüber, die mit einer Unterbringung im betreuten Wohnen einher geht. Zu dieser Bewertung einer verbesserten Kosteneffektivität ist nur zu gelangen, wenn neben dem Vergleich der reinen Kostenziffern auch die Veränderungen in Ausbaugrad und Angebotsstruktur des Versorgungsgebietes einbezogen werden. Sie spielen bei der Bewertung von Kosteneffektivität eine entscheidende Rolle und dürfen nicht außer acht gelassen werden (Knapp & Beecham 1990).

6.4 Wirksamkeit der Versorgung

Einer der Hauptindikatoren für die Wirksamkeit bzw. den Outcome der Versorgung in der vorliegenden Untersuchung war der Versorgungsbedarf der Studienpatienten sowie der Grad der Bedarfsdeckung im Untersuchungszeitraum, wie er in Kap. 5.5.1 dargestellt ist. Beide Parameter stellen bei Analysen der Kosteneffektivität von Versorgungssystemen angemessene Indikatoren des Versorgungsergebnisses dar, weil in die Indikatorenbildung das Versorgungsangebot ebenso wie die Fähigkeit des Systems, auf den Bedarf adäquat zu reagieren, direkt einfließt.

Fundierte Aussagen über die Qualität der Versorgung psychisch Kranker müssen Versorgungsbedarf und Bedarfsdeckung zueinander in Bezug setzen. Bedarfsgerechtheit herrscht dann, wenn die Lücke zwischen Bedarf und Deckung nicht zu groß ist. Exakte Kriterien für die Größe dieses Spielraumes existieren bisher nicht. Dies liegt daran, daß sich die Quantifizierung und standardisierte Messung von Versorgungsbedarf und Bedarfsdeckung in der Versorgung psychisch Kranker erst am Anfang der Entwicklung befindet.

Das empirische Material, das von dem in der vorliegenden Untersuchung für die Bedarfs- und Deckungsmessungen verwendeten 'Needs for Care Assessment' bereitgestellt wurde, ermöglicht prinzipiell solche Bewertungen der Versorgungsqualität. Dies ist insbesondere möglich, weil sich Bedarf und Deckung mit diesem Instrument nicht nur global quantifizieren, sondern sich auch inhaltlich in einer Skala voneinander abgegrenzter, unterschiedlich bedeutsamer Problembereiche differenzieren lassen. Damit können die unterschiedlichen Auswirkungen von Bedarfslücken in den einzelnen Problembereichen auch qualitativ bewertet werden.

Solche Analysen sind nicht Aufgabe der vorliegenden Arbeit, sondern sie stellen, wie bereits ausgeführt, ein eigenes, anspruchsvolles Untersuchungsgebiet der psychiatrischen Versorgungsforschung dar. Gleichwohl sind auch im Rahmen von Kosten-Effektivitätsstudien Aussagen und Bewertungen von Qualität und Wirksamkeit der Versorgung notwendig. Sie sollen in begrenztem Rahmen nachfolgend vorgenommen werden.

Bei der Untersuchung des Versorgungsbedarfes der Studienpopulation war ein Anstieg zwischen Beginn und Ende des Untersuchungszeitraums in einigen der 20 erfaßten Bedarfsbereiche festzustellen. Im klinischen Bereich handelt es sich dabei um die Bereiche psychosozialer Stress, neurotische Symptome, körperliche Erkrankungen bzw. somatische Symptomatik sowie ein schwacher Anstieg bei den medikamentösen Nebenwirkungen. Im soziotherapeutisch-rehabilitativen Bedarfsbereich stieg der Versorgungsbedarf im Verlaufe des Untersuchungszeitraums stärker im Bereich der Arbeit, der Behördengänge, beim Sauberhalten des Wohnraums, der Ernährung und beim Einkaufen, weniger stark im Bereich der Freizeit, der Geldwirtschaft und der Bildungsangebote an (vgl. Kap.5.5, Tab.5.6 und 5.7).

Dem stand jedoch in allen Bereichen ein leichter Rückgang des ungedeckten Bedarfes während des Untersuchungszeitraums gegenüber (bis auf den Bereich der Bildungsangebote, in dem der ungedeckte Bedarf minimal anstieg), wobei die ermittelten Raten ungedeckten Bedarfs sich bis auf wenige Ausnahmen bereits zu Beginn des Untersuchungszeitraums in allen gemessenen Bedarfsbereichen unterhalb der 5%-Marke bewegten (vgl. Kap.5.5, Tab.5.8 und 5.9). Das bedeutet, daß das außerstationäre Versorgungssystem in einem hohen Maß bereits den Ausgangsbedarf der Studienpatienten bei Entlassung aus der stationärpsychiatrischen Index-Hospitalisierung decken konnte und im weiteren Verlauf der außerstationären Betreuung in der Lage war, mit adäquaten Mitteln auf den gestiegenen Bedarf zu reagieren.

Die gefundenen Raten ungedeckten Bedarfs bewegen sich im Bereich der Größenordnungen, die in internationalen Studien mit dem Needs for Care Assessment ermittelt worden sind (Brewin et al. 1988, Brugha et al. 1988, Lesage et al. 1991a u. 1991b, van Haaster et al. 1994b, Salokangas 1994, Honkonen 1995). Allerdings sind trotz der gerade mit dem Instrument angestrebten internationalen Standardisierung von Bedarfs- und Deckungsraten Vergleiche auch hier nur sehr eingeschränkt möglich. Die spezifischen Stichproben, unterschiedlichen Diagnose- und Patientengruppen sowie die jeweilige Versorgungsstruktur beeinflussen die Ergebnisse zu sehr, um direkte Gegenüberstellungen zu erlauben. Zudem sind Resultate längsschnittlicher Verläufe bisher noch kaum publiziert, so daß hierfür keine Referenzdaten verfügbar sind.

Ohne differenzierteren Analysen vorgreifen zu wollen, werden die hier vorliegenden Ergebnisse aufgrund der beschriebenen Umstände als günstig bezüglich der Versorgungsqualität der Studienpatienten bewertet. Die Schlußfolgerung einer weitgehend bedarfsgerechten Versorgung der Gesamtstichprobe ist aufgrund der Daten somit zumindest nicht abwegig. Auch die angestellten Vergleiche der Hilfeangebote und der Inanspruchnahmemuster in Mannheim zwischen 1979/80 und dem Zeitpunkt der vorliegenden Untersuchung (vgl. Kap.6.3 u. Kap.6.5.1) sprechen für eine weitgehend bedarfsgerechte Versorgung der Gesamtstichprobe.

Bei einer differenzierteren Betrachtung von Subgruppen der Gesamtstichprobe muß jedoch die Frage der Bedarfsgerechtheit der Versorgung einer genaueren Prüfung unterzogen werden. So ist z.B. die Frage, inwieweit die außerstationäre Versorgung der im Untersuchungszeitraum in stationärpsychiatrische Versorgung wiederaufgenommenen Studienpatienten bedarfsgerecht erfolgte, von besonderem Interesse. Für die Optimierung der Versorgung psychisch Kranker ist entscheidend, ob stationärpsychiatrische Wiederaufnahmen durch die objektive Verschlechterung des Krankheitszustandes der Patienten (Zunahme der klinischen Symptomatik bzw. Schwächung des psychosozialen Funktionsniveaus) verursacht werden, die alle Möglichkeiten außerstationärer Interventionen übersteigt, oder ob das Fehlen theoretisch noch möglicher außerstationärer Hilfen zu Wiederaufnahmen führen.

Bei den im Untersuchungszeitraum rehospitalisierten Patienten der vorliegenden Studie war der zu allen Untersuchungszeitpunkten gegenüber den nicht rehospitalisierten Patienten zum Teil stark erhöhte akute Versorgungsbedarf von einer gleichermaßen erhöhten Bedarfsdeckung begleitet (vgl. Kap.5.6.3, Abb.5.19 und 5.20). Dies spricht nicht für die These, daß außerstationäre Versorgungslücken die Ursache der Wiederaufnahmen waren. Allerdings erfolgt diese Schlußfolgerung lediglich auf der Basis der Analyse der *Zahl* von Problemen bzw. der *Zahl* gedeckter Bedarfsbereiche. Es bleibt dabei weiter offen, ob der erhöhte Versorgungsbedarf der rehospitalisierten Gruppe nicht doch eine noch verstärktere bzw. anders strukturierte außerstationäre Bedarfsdeckung notwendig gemacht hätte, als erfolgt ist, um zumindest einen Teil der stationärpsychiatrischen Wiederaufnahmen zu verhindern oder hinauszuzögern. Um diese Frage endgültig zu beantworten, müßten die Untersuchungen auf die Bedarfs- und Versorgungs*inhalte* und *-intensitäten* erweitert werden. Dies kann jedoch angesichts der Komplexität im vorliegenden Kontext nicht geleistet werden.

Da jedoch auf der vorliegenden Untersuchungsebene keine außerstationären Vernachlässigungen oder Minderversorgungen als Ursache der stationärpsychiatrischen Wiederaufnahmen der rehospitalisierten Patienten identifiziert werden konnten, wird die weitgehend bedarfsgerechte Versorgung der Studienpatienten weiter postuliert.

6.5 Kosteneffektivität der psychiatrischen Versorgung der Studienpopulation

6.5.1 Kostenvorteil gemeindepsychiatrischer Versorgung gegenüber der Langzeitunterbringung im psychiatrischen Krankenhaus

Der in Kap.5.6.1 vorgenommene Vergleich der direkten Kosten gemeindepsychiatrischer Versorgung der Studienpopulation mit den Kosten einer Langzeitunterbringung im psychiatrischen Krankenhaus zeigt, daß die gemeindepsychiatrische Versorgung von chronisch psychisch Kranken, die die Charakteristika der Studienpopulation aufweisen, die kostengünstigere Versorgungsform darstellt. Diese Schlußfolgerung gilt um so mehr, wenn man von der weitgehend bedarfsgerechten gemeindepsychiatrischen Versorgung der Studienpopulation ausgeht.

Unter den konkreten Rahmenbedingungen der Untersuchung und den regionalen Gegebenheiten des Mannheimer Versorgungsgebietes betrugen die direkten Versorgungskosten der Studienpatienten wie gezeigt lediglich 42,3% der einer Langzeitbehandlung im PLK. Dieser Faktor unterschätzt dabei noch den tatsächlichen Kostenvorteil, da in die Berechnung die konservativste Vergleichsgröße eingesetzt wurde. Auch bei Langzeitunterbringungen in einem psychiatrischen Krankenhaus sind zwischenzeitliche Wechsel von Patienten in den Akut- oder Behandlungsbereich (mit höheren Pflegesätzen) wahrscheinlich. Unter dieser Annahme wären die tatsächlichen Kosten einer ganzjährigen Unterbringung im psychiatrischen Krankenhaus noch höher als die in Kap.5.6.1 verwendeten Schwellenwerte (und somit zwischen den beiden oberen Geraden der Abb.5.18) anzusiedeln. Darüber hinaus lagen die in der Vergleichsrechnung eingesetzten Pflegesätze des PLK Wiesloch (Akutbereich: DM 251,72, Langzeitbereich DM 178,50, jeweils pro Tag, Stand 31.3.1994) erheblich niedriger als der Pflegesatz des Zentralinstituts für Seelische Gesundheit (Jahresmittel 1994 DM 340,01 pro Tag), das ebenfalls für die stationärpsychiatrische Behandlung von Mannheimer Patienten zuständig ist. Allerdings werden Behandlungen von einjähriger und längerer Dauer im Zentralinstitut für Seelische Gesundheit nicht durchgeführt.

Die beabsichtigte Untersuchung von *direkten* Versorgungskosten, wie sie für das psychiatrische Versorgungssystem zu Buche schlugen, implizierte, daß bei denjenigen Patienten der Studienpopulation, die nicht in betreuten Wohnheimen untergebracht waren, Wohn- und Verpflegungskosten - weil nicht von psychiatrischen Diensten getragen - aus

der Kostenberechnung ausgeschlossen blieben, während diese Kosten bei den Wohn-
heimpatienten in den entsprechenden Tagessätzen und somit in der Kostenrechnung enthalten waren. Gleiches gilt für die Perioden stationärpsychiatrischer Aufenthalte der Studienpatienten. In den Vergleichswerten der ganzjährigen PLK-Unterbringung sind Wohn-
und Verpflegungskosten dagegen vollständig integriert. Ein Vergleich gemeindepsychiatrischer Kosten und Kosten der Unterbringung im PLK wie er hier vorgenommen wurde,
ist trotz dieser unterschiedlichen Berücksichtigung von Unterhaltskosten zulässig, da er
die Gegenüberstellung der Kosten psychiatrischer *Versorgungseinrichtungen* zum Ziel
hat, und nicht die Kosten von *Kostenträgern* wie die örtlichen und überörtlichen Sozialhilfeträger, die sehr wohl auch für die Wohn- und Unterhaltskosten von chronisch psychisch Kranken aufkommen, die nicht im Rahmen des betreuten Wohnens versorgt werden (vgl. Kap.2.4.4).

Der unter diesen Voraussetzungen ermittelte Kostenvorteil paßt zwar in die Spannweite
der meisten internationalen Studien, die Kosten gemeindepsychiatrischer Versorgung den
Kosten krankenhausgestützter Versorgungsformen gegenüberstellen (vgl. Kap.3.1.1),
jedoch sind direkte Vergleiche der vorliegenden Ergebnisse auch hier aus methodischen
Gründen nur schwer möglich. So erfolgte z.B. die vom Untersuchungsansatz her ähnlich
angelegte Studie von Hess et al. (1986), die in der gemeindepsychiatrischen Versorgung
von Bern 1983 nur 40-45% der Kosten des zuständigen psychiatrischen Krankenhauses
ermittelten (vgl. Kap.3.1.2), an einer Inanspruchnahmepopulation psychisch Kranker mit
weitaus breiterem Diagnosespektrum als in der vorliegenden Untersuchung. Knapp und
Beecham (1990) dagegen, die im britischen 'Care in the Community-Programme' 79%
gemeindepsychiatrische Kosten im Vergleich zu den Kosten der Langzeitunterbringung
im psychiatrischen Krankenhaus errechneten (vgl. Kap.3.1.1), untersuchten enthospitali-
sierte Patienten, die erstmals aus der stationären Langzeitunterbringung in die gemeindepsychiatrische Versorgung entlassen worden waren. Auch diese Patienten stellen eine
andere Population dar als die Patienten der vorliegenden Studie, deren erheblich stärkerer Bedarf nach betreuter Heimunterbringung die gemeindepsychiatrischen Kosten des
Programms deutlich bestimmte.

Vergleichswerte bezüglich des Kostenvorteils gemeindepsychiatrischer Versorgung können deshalb wiederum lediglich aus der Studie von Häfner und Mitarbeitern (1986) ge-
wonnen werden. Der in der vorliegenden Untersuchung ermittelte Prozentsatz von
42,3% hat dabei fast exakt die gleiche Größenordnung, die Häfner und Mitarbeiter für
das Jahr 1979/80 errechneten (43%). Damals überstiegen die gemeindepsychiatrischen

Kosten von acht Patienten die Schwelle der Kosten einer Dauerbehandlung im PLK, in der vorliegenden Untersuchung waren es vier Patienten.

Die numerische Identität des Kostenvorteils überrascht auf den ersten Blick, wenn sie auch der in Kap.6.3 beschriebenen eingeschränkten Vergleichbarkeit der Kostendaten beider Untersuchungen unterliegt. Trotzdem hätte der reduzierte Anteil stationärer Wiederaufnahmekosten (als teuerstem Kostenelement) an den gemeindepsychiatrischen Gesamtkosten der vorliegenden Studie eine Verringerung der Gesamtkosten und somit einen stärkeren Kostenvorteil gegenüber der Dauerbehandlung im PLK als in der Studie von 1979/80 erwarten lassen.

Zur Erklärung müssen die vielschichtigen Auswirkungen des Ausbaus außerstationärer Angebote auf die Inanspruchnahme psychiatrischer Hilfen berücksichtigt werden. Entsprechende Analysen haben bereits in frühen Phasen der Psychiatriereform Systemzusammenhänge aufgedeckt, die sich keinesfalls in der einfachen Substitution stationärer durch ambulante Angebote erschöpfen (Bauer 1977). Die Wirkmechanismen sind wesentlich komplexer. Der Ausbau gemeindepsychiatrischer Dienste und Angebote in Mannheim löste bereits zwischen 1974 und 1980 einen erheblichen Anstieg der Inanspruchnahme auf *allen* Versorgungsebenen aus. Er betrug während dieser sieben Jahre bei den ambulanten Angeboten 162%, bei den komplementären 83%, und bei den stationären bzw. teilstationären Diensten ebenfalls noch 43% (Rössler & Häfner 1985).

Versorgungsbereich	1979/80	1994/95
Betreutes Wohnen (Tage)	4.700	7.930
Psychiatrisches Krankenhaus (Tage)	9.270	3.774
Beschützte Werkstatt (Tage)	2.560	2.268
Institutsambulanz (Kontakte)	485	577
Psychiater/Nervenarzt (Kontakte)	915	1.459
andere Ärzte (Kontakte)	460	361
Sozialpsych. Dienst (Kontakte)		523
Arbeitsrehabilitation (Kontakte)		592
Sonstiges (Kontakte)	245	1.781

Tabelle 6.2 Inanspruchnahme psychiatrischer Einrichtungen durch Patienten mit Schizophrenie aus Mannheim (Tage bzw. Kontakte pro Jahr/100 Patienten) in Kostenuntersuchungen 1979/80 und 1994/95 (Daten 1979/80: Häfner et al. 1986)

Die Veränderungen und Verschiebungen in der Inanspruchnahme im Zeitraum zwischen den beiden hier diskutierten Untersuchungen gehorchen ähnlichen Gesetzen. Dies zeigt ein Vergleich der standardisierten Kontaktzahlen bzw. Pflegetage (vgl. Tab.6.2), auch wenn dabei wiederum berücksichtigt werden muß, daß in den Zahlen von 1979/80 durch den Einbezug der Indexhospitalisierungen der Studienpatienten die Krankenhaustage überrepräsentiert sind. Die Kostenreduktion, die der trotzdem zu konstatierende Rückgang stationärpsychiatrischer Wiederaufnahmen seit der Untersuchung aus den Jahren 1979/80 mit sich brachte, wurde somit wahrscheinlich vor allem durch die deutlich erhöhte Heimversorgung (als nächstteurem Versorgungselement nach der Krankenhausbehandlung) sowie der erheblich verstärkten Inanspruchnahme außerstationärer Angebote weitgehend aufgehoben. Eine ganze Reihe der 1994/95 erfaßten außerstationären Versorgungselemente und spezialisierten Dienste, die in Tab.6.2 unter Arbeitsrehabilitation bzw. in der Kategorie 'Sonstiges' zusammengefaßt sind, war dabei 1979/80 noch gar nicht vorhanden. Insgesamt hat sich durch die Umschichtungen der Kosten innerhalb der gemeindepsychiatrischen Versorgung an der Relation der gemeindepsychiatrischen Gesamtkosten zu den Kosten der Dauerbehandlung im PLK im Zeitraum zwischen beiden Studien nur wenig geändert.

Wie jedoch bereits in Kap.6.3 ausgeführt, bewirkt gerade die Berücksichtigung dieser internen Strukturveränderungen, daß die numerische Entsprechung der Kostenvorteile gemeindepsychiatrischer Versorgung gegenüber der Dauerunterbringung im PLK in beiden Studien nicht als Entwicklungsstillstand der Versorgungsqualität im dazwischen liegenden Zeitraum interpretiert werden kann. Der Effektivitätszuwachs ist, wie bereits beschrieben, an der Verschiebung von Kostenanteilen aus dem stationären in den außerstationären Sektor abzulesen. Er ist gleichbedeutend mit einer Verlagerung des Versorgungsschwerpunktes in die Gemeinde und einer damit einhergehenden verstärkten sozialen Integration der Patienten.

6.5.2   Kostenfunktion als Planungsinstrument

Die in Kap.5.6.2.2 ermittelte und untenstehend nochmals dargestellte Kostenfunktion benennt die in der vorliegenden Untersuchung ermittelten signifikanten Einflußfaktoren auf die gemeindepsychiatrischen Versorgungskosten der Studienpopulation (siehe Tab.6.3). Solche empirisch ermittelten Kostenfunktionen haben unmittelbare Praxisrelevanz als Planungsinstrument. Mit ihnen lassen sich u.a. die Kosten von einzelnen Patienten oder von Patientengruppen quantitativ abschätzen und vorhersagen. Dazu muß

Versorgungskosten
(eines Jahres in DM) =   5759,16   + (13792,00* Lebensverhältnisse)

+ (3197,93 * sozioth.-rehab. Versorgungsbedarf t1)

+ (2862,21 * sozioth.-rehab. Versorgungsbedarf t5)

- (8726,76 * Geschlecht)

Tab.6.3   Kostenfunktion für die gemeindepsychiatrische Versorgung von Patienten aus der Studienpopulation im Versorgungsgebiet Mannheim

man für diese Patienten oder Patientengruppen die entsprechenden Ausprägungen der in der Gleichung enthaltenen Variablen einsetzen.

Die vorliegende Kostenfunktion besagt so, daß die Gesamtversorgungskosten eines Patienten der Studienpopulation pro Jahr durchschnittlich um DM 13.792 höher anzusiedeln sind als die eines zweiten, wenn sich beide Patienten nur in den durch den Indikator "Lebensverhältnisse" beschriebenen Umständen unterscheiden. Desgleichen sind bei sonst identischer Ausgangslage für einen weiblichen Patienten im Durchschnitt DM 8.726 höhere Gesamtkosten zu erwarten als bei einem männlichen (bei der hier vorliegenden Codierung der Variablen Geschlecht von weiblich=0 und männlich=1). Die Erhöhung des soziotherapeutisch-rehabilitativen Bedarfs um ein Problem wirkt sich als Kostenerhöhung von DM 3.197 (zu Beginn des Untersuchungszeitraums) bzw. DM 2.862 (am Ende des Untersuchungszeitraums) aus. Entsprechendes gilt für die Reduzierung um ein Problem, die eine Verringerung der Gesamtkosten um den jeweiligen Betrag bewirkt. Der Wert des absoluten Gliedes (5.759) benennt den Kosten-Sockelbetrag, der jedem Patienten aus der Studienpopulation in einem solchen Planungsszenario von vornherein zuzuordnen ist.

Die Kostenwerte der Koeffizienten sind dabei auf dem definitorischen Hintergrund der einzelnen Variablen zu interpretieren. So bestehen die hier verwendeten Variablen des soziotherapeutisch-rehabilitativen Bedarfs aus einer Skala von 11 verschiedenen Problembereichen (vgl. Kap.4.3.2), deren Kostenintensität ganz unterschiedlich einzuschätzen ist. Probleme im Bereich der beruflichen Rehabilitation z.B. ziehen in der Regel deutlich teurere Maßnahmen nach sich als Probleme im Bereich der Benutzung öffentlicher Einrichtungen. Die Koeffizienten der beiden Bedarfsvariablen in der Kostenfunktion geben jedoch lediglich einen Durchschnittskostenwert aller 11 Probleme an. Gleichwohl trägt die Ermittlung eines Durchschnittswertes der Tatsache Rechnung, daß Probleme im soziotherapeutisch-rehabilitativen Bereich bei chronisch psychisch Kranken selten isoliert auftreten. Auch ihre Deckung erfolgt meist durch integrierte Maßnahmen und Versorgungsleistungen.

Weiterhin ist bei der Interpretation der Kostenfunktion die konkrete, bei der Studienpopulation erzielte Bedarfsdeckung zu berücksichtigen. Selbstverständlich ändern sich die empirischen Werte der Koeffizienten, wenn der Grad der Bedarfsdeckung und damit der reale Kosteneinsatz sich verändert. Die Werte ändern sich ebenfalls, wenn zur Bedarfsdeckung andere als die im vorliegenden Fall erbrachten Versorgungsleistungen und -maßnahmen zur Anwendung kommen. Die spezifische Angebotsstruktur des Versorgungsgebietes schlägt sich auf diese Weise in der Kostenfunktion nieder.

6.5.3   Einflußfaktoren auf die direkten Kosten gemeindepsychiatrischer Versorgung

Die Ergebnisse der Regressionsrechnung weisen dem durch das NCA gemessenen *soziotherapeutisch-rehabilitativen Bedarf* zum Zeitpunkt der Entlassung in die gemeindepsychiatrische Versorgung die höchste Vorhersagekraft (den höchsten Beta-Koeffizient aller signifikanten Einflußfaktoren, vgl. Kap.5.6.2.2) bezüglich der Versorgungskosten zu. Einen kaum geringeren prädiktiven Wert hat der soziotherapeutisch-rehabilitative Bedarf nach zwölf Monaten am Ende des Untersuchungszeitraums.

Die Kostenfunktion spiegelt hier Erfahrungen aus der Versorgungsroutine wider. Beim Klientel der chronisch an Schizophrenie erkrankten Patienten ist der rehabilitative Bedarfsbereich in der Regel schwieriger und mit dauerhafteren und umfassenderen (und somit teuren) Maßnahmepaketen zu versorgen als Probleme, die im Needs for Care Assessment unter der Bezeichnung *klinischer Bedarf* zusammengefaßt werden. Zwar stellen in der Versorgungspraxis Zustandsverschlechterungen im klinischen Problembereich die entscheidenden Anlässe für (kostenintensive) stationärpsychiatrische Wiederaufnahmen dar, jedoch werden klinische Zustandsverschlechterungen meist auch von Verschlechterungen im soziotherapeutisch-rehabilitativen Bereich begleitet bzw. von diesen sogar eingeleitet. Somit besitzt der Wegfall klinischer Bedarfsparameter als signifikante Kostenprädiktoren zugunsten der rehabilitativen Indikatoren Plausibilität.

Der hohe prädiktive Wert der rehabilitativen Bedarfsvariablen stellt zudem ein Argument für den Einbezug standardisierter Bedarfsmessungen in die Versorgungsroutine dar, der sich nicht nur bezüglich Kostenabschätzungen, sondern auch für die interne Qualitäts-sicherung der Versorgung sowie für eine Vielzahl weiterer evaluativer Zwecke als fruchtbar erweisen dürfte (Rössler & Salize 1995).

Auch der signifikante Faktor *'Lebensverhältnisse'* hatte einen noch relativ hohen Beta-Koeffizienten und damit einen hohen Vorhersagewert auf die Versorgungskosten. Diese Variable wurde als zutreffend codiert, wenn der Patient vor Aufnahme in die Studie alleine lebte, oder in einer betreuten Wohneinrichtung untergebracht war, oder in der Familie lebte und dabei aber zusätzlich mindestens einen stationärpsychiatrischen Aufenthalt in den zwölf Monaten vor der Indexhospitalisierung aufwies. Dieser so definierte Risikofaktor diente ursprünglich zur Eingrenzung der Stichprobe auf vulnerable Patienten. Der durch die Kostenfunktion bestätigte Zusammenhang von Vulnerabilität mit den Versorgungskosten besitzt ebenfalls hohe Plausibilität. Der beschriebene Risiko-faktor wird dabei mit einem Koeffizienten von DM 13.972 als Kostenfaktor numerisch deutlich stärker bewertet als die Kosten, die ein einzelnes soziotherapeutisch-rehabilita-tives Problem verursacht. Ein hohes Maß an (auf obiger Definition beruhender) Vul-nerabilität eines an Schizophrenie erkrankten Patienten bedingt somit einen Versor-gungskosten-Grundbetrag von ganz erheblicher Höhe.

Das *Geschlecht* war von einer ähnlich hohen Einflußstärke (Beta-Koeffizient -0,18) wie der Risikofaktor Lebensverhältnisse. Die Geschlechtsvariable hatte mit einem p-Wert von 0,0591 das 5%-Signifikanzniveau ganz knapp überschritten. Die Einreihung unter die Einflußfaktoren auf die Versorgungskosten wurde (somit auf dem 10%-Signifikanzni-veau) jedoch wegen der Wichtigkeit dieses Befundes beibehalten. Daß die weiblichen Studienpatienten hohe Versorgungskosten bedingten, gehörte, wie bereits in Kap.6.2 beschrieben, zu den unerwarteten Ergebnissen der Untersuchung, da - analog zu den aus der Literatur bekannten Ergebnissen bezüglich der Inanspruchnahme psychiatrischer Dienste - alle bekannten Kostenanalysen, die Geschlechtsunterschiede berücksichtigen, die Versorgung männlicher Schizophreniekranker als kostenintensiver beschreiben (Hall et al. 1985, Rice et al. 1992, Knapp 1996).
Ursachen für die höhere Inanspruchnahme weiblicher Patienten konnten wie beschrieben bisher nicht gefunden werden (vgl. Kap.6.2). Aufgrund der hohen Kostenauswirkung des Geschlechtsfaktors kommt den ungeklärten Unterschieden in der Inanspruchnahme und den Versorgungskosten zwischen männlichen und weiblichen Patienten herausgehobene versorgungspolitische Relevanz zu - insbesondere, da sie nicht mit einem verbesserten Versorgungsoutcome bei den weiblichen Patienten einhergingen (vgl. Kap.6.4). Aus die-sem ungeklärten Sachverhalt leiten sich vor allem zwei nachfolgend aufgeführte Schluß-

folgerungen bzw. Hypothesen ab, die in Nachfolgeuntersuchungen geprüft werden sollten, da in beiden Fällen die Konsequenzen für die Versorgungspraxis nicht unerheblich sein dürften.

- Ein vergleichbarer Grad der Bedarfsdeckung läßt sich bei männlichen Studienpatienten mit geringerem Aufwand an Versorgungsleistungen (und damit auch an Kosten) bzw. mit anderen und kostengünstigeren Versorgungsmaßnahmen als bei weiblichen erzielen.
- Dem ermittelten Unterschied in Inanspruchnahme und Kosten liegt eine Überversorgung der weiblichen Studienpatienten zugrunde.

Zur Prüfung der ersten Hypothese müssen detailliertere Analysen angestellt werden, die auf der Ebene der einzelnen Versorgungsleistungen und Maßnahmemuster ansetzen. Für das Zutreffen der zweiten Hypothese liegen im 'Needs for Care Assessment', das auch eine mögliche Überversorgung ermittelt, bisher keine Hinweise vor. Jedoch sollte bei andauerndem Erklärungsmangel auch an eine Überprüfung der Sensitivität des Instrumentes bezüglich der Erfassung von Überversorgung gedacht werden.

6.5.4 Nicht-signifikante Faktoren

Auf der Seite der nicht-signifikanten Faktoren war überraschend, daß die Zahl der unterstützenden Personen im *sozialen Netz* der Patienten keinen Einfluß auf die Versorgungskosten aufwies. Hieraus ergeben sich interessante Fragestellungen bezüglich des Ausmaßes, in dem das soziale Unterstützernetz chronisch psychisch Kranker das professionelle Versorgungssystem entlastet oder substitutiert. Entsprechende Untersuchungen stellt die 'Family-Burden'-Forschung an (Fadden et al. 1987, Schene 1990, Schene et al. 1994). Die vorliegenden Ergebnisse generieren die Arbeitshypothese, daß ein zahlenmäßig starkes soziales Umfeld der Patienten keinen Einfluß auf die Versorgungskosten hat. Die mangelnde Erklärungskraft der Variablen des sozialen Netzes könnte möglicherweise darauf zurückzuführen sein, daß die Angaben über die Größe des sozialen Netzes und das Ausmaß der sozialen Unterstützung auf der subjektiven Erlebnis- und Erfahrungswelt der Studienpatienten beruhen. Die von den Patienten erlebte und angegebene soziale Unterstützung könnte dadurch eher in der immateriellen Sphäre angesiedelt und im Sinne einer allgemeinen Mitmenschlichkeit und Verständnisses zu verstehen sein. Dadurch würde diese Unterstützung nicht unbedingt mit meßbaren 'materiellen' Versorgungsleistungen des professionellen Hilfesystems korrelieren.

Ähnliches gilt für den sich in der vorliegenden Untersuchung ebenfalls nicht ergebenden Zusammenhang zwischen den Versorgungskosten und der *Lebensqualität* der Patienten. Auch hier muß berücksichtigt werden, daß die Angaben über die Lebensqualität auf der subjektiven Einschätzung der Studienpatienten beruhen. Möglicherweise verknüpfen die Betroffenen ihre Lebensqualität nicht in dem Maße mit ihrer objektiven Lebens- und Versorgungssitutation wie dies das professionelle Hilfesystem tut. Zur gegenwärtig noch nicht entschiedenen Debatte, durch welche Faktoren sich die subjektive Einschätzung der Lebensqualität bei chronisch psychisch Kranken konstituiert, kann der vorliegende Befund deshalb die Hypothese andersgearteter Bewertungsmaßstäbe bzw. Verbindungen zwischen objektiver Versorgungslage und subjektiver Lebensqualität seitens der psychisch Kranken beitragen.

Neben dem Geschlecht und dem Risikofaktor Lebensverhältnisse zeigten keine weiteren soziodemographischen Variablen Auswirkungen auf die Versorgungskosten. Insbesondere die in der internationalen Literatur als Prädiktoren für den Krankheitsverlauf der Schizophrenie beschriebenen Variablen wie *Ersterkrankungsalter, Zahl stationärpsychiatrischer Vorbehandlungen, Dauer der Indexhospitalisierung, Chronizitätsgrad der Erkrankung* (vgl. Riecher-Rössler et al. 1995) erwiesen sich nicht als Kostenprädiktoren.

Auch von den *Veränderungen des Versorgungsbedarfs* zwischen Beginn und Ende der Untersuchungsperiode (t1-t5) ging kein Einfluß auf die Kosten aus. Da es sich aufgrund der begrenzten Anzahl von Variablen, die in die Regressionsanalyse aufgenommen werden konnte, bei den untersuchten Parametern um jeweils nur einen einzigen zusammengefaßten Wert pro Bedarfsbereich (klinisch sowie soziotherapeutisch-rehabilitativ) handelte, waren hier nur geringe Differenzen für die Gesamtstichprobe zu erwarten. Ein Einfluß auf die Versorgungskosten war somit von vornherein eher unwahrscheinlich. Dies hat sich in der Analyse bestätigt. Damit wurde die Tatsache unterstrichen, daß sich die Studienpopulation aus vulnerablen und chronisch kranken Patienten rekrutierte, die als Gesamtgruppe dauerhafte psychische Behinderungen und einen weitgehend konstanten Grundbedarf an psychiatrischen Versorgungsleistungen aufweist.

Zusätzlich zu diesen inhaltlichen Überlegungen muß hier natürlich auch die methodisch-statistische Komponente berücksichtigt werden. Variablen gehen auch deshalb nicht in ein Modell ein, weil sie über die bereits vorher eingegangenen hinaus keine weitere Erklärungskraft besitzen. Dies ist in der statistischen Literatur unter dem Problem der Multikollinearität bekannt.

Insgesamt erwies sich das durch die Regressionsanalysen identifizierte signifikante Prädiktorenset jedoch als plausibel und mit Erfahrungen aus der Versorgungspraxis konform gehend. Der Wert der Kostenfunktion für versorgungsplanerische Zwecke wird damit unterstrichen.

### 6.5.5	Bedarfsgerechte Versorgung und Kosten stationärer Wiederaufnahmen

Wie beschrieben, ist die Frage der Bedarfsgerechtheit der Versorgung der untersuchten Subgruppen (männliche und weibliche sowie rehospitalisierte und nicht rehospitalisierte Studienpatienten) im Rahmen der vorliegenden Arbeit nicht vollständig zu klären und muß in Nachfolgeuntersuchungen weiter analysiert werden. Ungeachtet dieser offenen Fragen kann jedoch mit einiger Berechtigung von einer weitgehenden Bedarfsgerechtheit der Versorgung der Gesamtpopulation ausgegangen werden. Für die ermittelte Rate stationärpsychiatrischer Wiederaufnahmen der Studienpatienten bedeutet dies, daß sie sich einer für an Schizophrenie erkrankten Patienten in gemeindepsychiatrischen Versorgungssystemen bestehenden Untergrenze weitgehend angenähert hat.

Bei bedarfsgerechter Versorgung von psychisch Kranken sind die Ursachen stationärpsychiatrischer Wiederaufnahmen nicht mehr in Mängeln des außerstationären Versorgungsangebotes wie z.B. regional fehlenden, aber prinzipiell möglichen Versorgungsalternativen zu suchen. Sie erfolgen dann allein aus krankheitsbedingten Gründen, weil der Schweregrad der Symptomatik alle theoretisch möglichen Antworten außerstationärer Hilfen übersteigt.

Stationärpsychiatrische Behandlungen stellen nach wie vor einen unverzichtbaren Bestandteil der gemeindepsychiatrischen Versorgungskette dar. Auch in so differenziert ausgebauten Versorgungssystemen wie in Mannheim würden sie nach den Ergebnissen der vorliegenden Untersuchung einen erheblichen Teil der Gesamtkosten für schizophrene Patienten verursachen, der mit 37,8% im vorliegenden Fall weit mehr als ein Drittel der direkten Gesamtversorgungskosten ausmacht (vgl. Kap.5.4.2).

Neben den Kosten für die Heimversorgung würden die stationärpsychiatrischen Kosten somit auch unter guten bis optimalen Versorgungsbedingungen den größten gemeindepsychiatrischen Kostenfaktor darstellen, und müßten weiterhin als Sockelbetrag der gemeindepsychiatrischen Gesamtversorgungskosten von an Schizophrenie erkrankten Patienten angesehen werden.

7   Zusammenfassung

Bei der vorliegenden Untersuchung konnten die vier methodischen Grundregeln bei der
Kostenermittlung und -analyse in der Versorgung psychisch Kranker berücksichtigt werden, die Knapp und Beecham (1990) wie folgt formulierten:

- Die Ermittlung von Versorgungskosten sollte umfassend und vollständig geschehen.
- Vergleiche von Versorgungskosten sollten behutsam und nur an Populationen mit
  vergleichbaren Rahmenbedingungen vorgenommen werden.
- Kostendaten sind nicht unabhängig von anderen versorgungsrelevanten Daten zu sehen, sondern müssen im Zusammenhang mit Parametern des Behandlungs- oder Betreuungsergebnisses interpretiert werden.
- Variationen in ermittelten Kostendaten sind nicht als sekundäre Ergebnisse zu verstehen, sondern verbergen unter Umständen substantielle Erkenntnisse für die Versorgungspraxis.

Die Beachtung dieser methodischen Regeln trägt wesentlich zur Qualität der vorliegenden Untersuchung bei. Sie gewährleistet, daß die ermittelten Kostendaten und die auf
ihrer Basis durchgeführten Kosten-Effektivitätsanalysen valide Ergebnisse bezüglich der
Kostenstruktur der gemeindepsychiatrischen Versorgung chronisch psychisch Kranker
mit der Diagnose Schizophrenie erbracht haben. Zu diesen Ergebnissen zählen vor allem:

- Die direkten Kosten der umfassenden gemeindepsychiatrischen Versorgung der untersuchten Patientengruppe (66 an Schizophrenie erkrankte, in Mannheim wohnhaften
  Patienten, die nach der Entlassung aus stationärpsychiatrischer Behandlung 12 Monate lang bezüglich ihrer gemeindepsychiatrischen Versorgungslage nachverfolgt
  wurden) betragen unter den Bedingungen des gut ausgebauten gemeindepsychiatrischen Versorgungssystems in Mannheim mit 42,3% weniger als die Hälfte der Kosten
  einer Langzeitunterbringung im psychiatrischen Krankenhaus.
- Die Kosten stationärpsychiatrischer Behandlungen machen auch bei weitgehend bedarfsgerechter gemeindepsychiatrischer Versorgung einen erheblichen, mehr als ein
  Drittel der Gesamtkosten betragenden Anteil der Versorgungskosten aus.

- Die stärksten Einflüsse auf die Kosten gemeindepsychiatrischer Versorgung gehen vom soziotherapeutisch-rehabilitativen Versorgungsbedarf der Betroffenen aus. Eine hohe Vulnerabilität der Erkrankten bedingt ebenfalls hohe Versorgungskosten.

- Es bestehen erhebliche Unterschiede in den Versorgungskosten männlicher und weiblicher Patienten der Studienpopulation, die sich bisher nicht durch die Krankheitsvorgeschichte, einen unterschiedlichen Schweregrad der Erkrankung, eine unterschiedliche Bedarfsstruktur sowie durch bessere Behandlungsergebnisse erklären lassen und der weiteren Untersuchung bedürfen.

- Die Kosten der gemeindepsychiatrischen Versorgung in Mannheim sind in einem Zeitraum von ca. 15 Jahren deutlich stärker gestiegen als die Preise für die allgemeine Lebenshaltung.

- Der Kostenanstieg ging jedoch mit einem Effektivitätszuwachs der gemeindepsychiatrischen Versorgung einher, der in einer stärkeren Verlagerung des Versorgungsschwerpunktes von an Schizophrenie Erkrankten in die Gemeinde und somit einer besseren sozialen Integration der Patienten besteht.

Zusammen mit dem ermittelten und zusammengestellten Katalog der Basiskosten gemeindepsychiatrischer Versorgungselemente (vgl. Kap.5.2) besitzen diese Ergebnisse einen direkten Bezug zur psychiatrischen Versorgungsplanung und Versorgungspraxis. Trotz dieser Praxisrelevanz müssen die Ergebnisse und Schlußfolgerungen auf dem Hintergrund der Rahmenbedingungen und methodischen Limitierungen der Studie gesehen und beurteilt werden. Zu diesen Rahmenbedingungen zählen:

- Alle Kostenangaben und -analysen beziehen sich lediglich auf die direkten Kosten der psychiatrischen Versorgung, wie sie bei den Kostenträgern der erfaßten Versorgungseinrichtungen zu Buche schlagen. Gesellschaftliche Kosten (mortalitäts- und morbiditätsbedingter Produktivitätsausfall usw.), investive Kosten in die Versorgung (Implementierung neuer Versorgungsdienste) und Kosten des allgemeinen Lebensunterhalts (Miete, Lebensmittel usw.) von Patienten, die nicht in betreuten Wohnheimen bzw. in stationärpsychiatrischer Behandlung versorgt wurden, fallen nicht unter diesen Kostenbegriff.

- Alle längsschnittlichen Vergleiche zwischen Daten der vorliegenden Untersuchung und methodisch ähnlichen, die im gleichen Versorgungsgebiet in früheren Zeiträumen durchgeführt wurden (vergl. Kap.6.3 und Kap.6.5.1), sowie die Schlußfolgerungen aus diesen Vergleichen unterliegen den in den entsprechenden Kapiteln ausgeführten Vorbehalten und Einschränkungen. Darunter fallen vor allem die unterschiedlichen

Einschlußkriterien der jeweiligen Untersuchungspopulationen sowie die unterschiedlichen Verfahrensweisen bei der Kostenermittlung.

- Die Wertung der weitgehenden Bedarfsgerechtheit der Versorgung der Studienpatienten stellt eine eigene Einschätzung dar. Obwohl die Bedarfs- und Bedarfsdeckungsmessung der Studie auf standardisierte und quantitative Weise erfolgte, liefert das verwendete Instrument (Needs for Care Assessment) keine Schwellenwerte, ab denen eine Versorgungslage als bedarfsgerecht zu werten wäre. Solche Setzungen könnten im übrigen auch nur mehr oder weniger willkürlich sein. Da sich aus den spärlichen Vergleichswerten aus internationalen Studien, die das NCA anwenden, aufgrund geringer Vergleichbarkeit der Stichproben und Versorgungsgebiete ebenfalls keine Kriterien für die Bewertung der erzielten Versorgungsdeckung ergeben, erfolgte die positive Einschätzung aus der sorgfältigen Beurteilung aller empirischen Ergebnisse der Deckungsmessung.

Dabei ist die Versorgung der *Gesamtgruppe* der Studienpatienten als weitgehend bedarfsgerecht zu werten. Detailergebnisse zeigen jedoch, daß innerhalb von Subgruppen die Bedarfsdeckung durchaus variieren kann. Vertiefte Untersuchungen können hier Erkenntnisse erbringen, aus denen sich unter Umständen Handlungsbedarf für die Versorgungspraxis ergeben kann, oder die möglicherweise - wie etwa im Fall der unterschiedlichen Inanspruchnahme männlicher und weiblicher Studienpatienten in der vorliegenden Untersuchung - Hinweise liefern können, aus welchen Gründen Versorgungskosten von Subgruppen variieren.

- Die Stichprobenauswahl erfolgte unter naturalistischen Bedingungen (vgl. Kap.4.2.3 u. 4.2.4). Repräsentativität im streng statistischen Sinn wurde damit nicht erreicht. Mit den Einschlußkriterien war beabsichtigt, eine relevante Inanspruchnahmepopulation vulnerabler Patienten mit der Diagnose Schizophrenie zu erfassen, deren Charakteristika verallgemeinernde Aussagen möglich machen. Die Verlaufsdaten der Studienpopulation geben Hinweise darauf, daß von dieser Voraussetzung ausgegangen werden kann. Der Anteil der rekrutierten Patienten, die während des einjährigen Untersuchungszeitraums eine Wiederaufnahme in stationärpsychiatrischer Behandlung zu verzeichnen hatten, lag mit 50% in etwa in Höhe der Rezidivrate, die in der Versorgungspraxis in einem Jahr nach einer akuten Krankheitsepisode zu erwarten ist (vgl. Kap.1.3). Nimmt man diese Zahlen als Maßstab und nimmt gleichzeitig an, daß die Patienten, die die freiwillige Beteiligung an der Studie verweigerten bzw. im Untersuchungsverlauf aus der Studie ausstiegen, sich nicht von der Endgruppe unterschieden, dann würde dies bedeuten, daß während des (ebenfalls einjährigen) Rekrutierungszeitraums ca. die Hälfte der ins Auge gefaßten Gesamtpopulation angesprochen und erfaßt wurde.

8   Ausblick

Generell bedürfen alle oben zusammengefaßten Ergebnisse der Überprüfung bzw. Bestätigung durch vergleichbare Untersuchungen. Diese sollten in Versorgungsgebieten mit
ähnlicher Versorgungsstruktur durchgeführt werden ebenso wie in Regionen mit Versorgungskapazitäten, die sich quantitativ und qualitativ deutlich von denen in Mannheim
unterscheiden.

Die weitgehend fehlende Möglichkeit, die vorliegenden Ergebnisse an externen Kriterien
oder Daten überprüfen zu können, zwang dazu, 'hypothetische' Vergleichsgrößen heranzuziehen, wie es mit den im vorliegenden Fall verwendeten direkten Kosten einer
stationärpsychiatrischen Langzeitunterbringung geschehen ist. 'Hypothetisch' sind diese
Kosten deshalb, weil die untersuchte Studienpopulation zu keinem Zeitpunkt der Untersuchungsperiode für eine Dauerunterbringung im psychiatrischen Krankenhaus in
Frage kam. Dem vorgenommenen Kostenvergleich mangelt es dadurch jedoch keinesfalls
an Realitätsnähe oder versorgungspolitischer Relevanz. Diese ist durch das in vielen
psychiatrischen Krankenhäusern in Deutschland noch vorhandene und zahlenmäßig
bedeutsame Potential an chronisch psychisch kranken Langzeitpatienten gegeben, die bei
entsprechenden außerstationären Angeboten in die gemeindepsychiatrische Versorgung
entlassen werden könnten.

Für eine bedarfsgerechte Versorgung chronisch psychisch Kranker in einer adäquat ausgebauten gemeindepsychiatrischen Angebotsstruktur liefert der angestellte Vergleich
empirische Kostendaten (nicht jedoch für den Auf- oder Ausbau dieser Angebotsstruktur
selbst, da es sich bei den vorliegenden Kostengrößen nicht um investive Kosten handelt).

Auf dem Hintergrund der oben erörterten Rahmenbedingungen ist es zulässig, die in der
vorliegenden Untersuchung ermittelten Kostenergebnisse zwar nicht in den exakten
quantitativen Größen, jedoch in ihren Grunderkenntnissen zu verallgemeinern. Der Vergleich mit den Kosten einer stationärpsychiatrischen Langzeitunterbringung und die in
der Kostenfunktion erfaßten Einflußfaktoren auf die gemeindepsychiatrischen Versorgungskosten (vgl. Kap.5.6.2.2) können deshalb wahrscheinlich eine über das Mannheimer Versorgungsgebiet hinausgehende Gültigkeit für eine weitgehend bedarfsgerechte
gemeindepsychiatrische Versorgung chronisch psychisch Kranker mit Diagnosen aus
dem schizophrenen Formenkreis in Deutschland beanspruchen.

Aufgrund der Konsequenzen solcher Daten und Erkenntnisse für Versorgungsplanung
und -praxis wird es mittelfristig wichtig sein, die beschriebenen Ergebnisse und Schluß

folgerungen in Folgestudien zu überprüfen und die sich in der vorliegenden Untersuchung eröffnenden Fragestellungen, wie z.B. die erhöhten Kosten weiblicher Studienpatienten, in vertieften Zusammenhangsuntersuchungen weiter zu analysieren und zu klären.

Generell gilt es für die bundesdeutsche Versorgungsforschung, die in fast allen Regionen noch vorhandene weitgehende Unkenntnis darüber, wie hoch die Kosten von Versorgungsformen, Behandlungstrategien oder Versorgungssystemen für chronisch psychisch Kranke zu beziffern sind, zu beseitigen. Neben dem direkten Vergleich von Versorgungskosten unterschiedlich ausgebauter gemeindepsychiatrischer Versorgungsgebiete sollten entsprechende Untersuchungen vor allem auch die Kosten von Enthospitalisierungsprogrammen ehemaliger Langzeitpatienten psychiatrischer Krankenhäuser ermitteln und analysieren.

Darüber hinaus sollten solche Untersuchungen in regelmäßigen Abständen wiederholt und ermittelte Kosteneckdaten kontinuierlich fortgeschrieben werden, da sich die psychiatrischen Versorgungsstrukturen in vielen Regionen immer noch sehr schnell verändern. Nicht zuletzt im Sinne einer Qualitätssicherung der psychiatrischen Versorgung (Rössler & Salize 1995, Rössler & Salize 1996) sollten langfristig Anstrengungen unternommen werden, geeignete Erhebungs- und Analyseverfahren in der Versorgungsroutine zu etablieren und in die psychiatrische Gesundheitsberichterstattung zu übernehmen.

Es ist eine wichtige Prämisse für die nähere und weitere Zukunft, Umstrukturierungen und Investitionen in der gemeindepsychiatrischen Versorgung durch fundierte empirische Erkenntnisse über die Effektivität und Effizienz dieser Maßnahmen abzusichern - gerade angesichts der wachsenden Verteilungskämpfe um knappe finanzielle Ressourcen. Damit kann verhindert werden, daß der Zwang zur Kostenersparnis im Gesundheitswesen der Hauptthese aus einer der ersten Kostenanalysen, die in der psychiatrischen Versorgung durchgeführt wurde, den Boden entzieht. Es ist nämlich weiterhin gültig, wie Rashid Fein (1958) in seiner klassischen Studie 'Economics of Mental Health' schreibt, daß der psychisch kranke Mensch der Gesellschaft weniger Kosten verursacht, wenn man mehr für ihn ausgibt.

9   Literatur

Allen C, Beecham J (1993) Costing Services: Ideals, Reality and Acceptable Compromises. In: Netten A, Beecham J (Hrsg.) Costing Community Care: Theory and Practice., Hants/Vermont: Ashgate, 25-42

Andreasen NC (1991) Assessment Issues and the Cost of Schizophrenia. Schizophrenia Bulletin 17, 475-481

Andrews G, Hall W, Goldstein G, Lapsley H, Bartels R, Silove D (1985) The Economic Costs of Schizophrenia. Implications for Public Policy. Arch Gen Psychiatry 42, 537-543

Andrews G (1991) The Cost of Schizophrenia Revisited. Schizophrenia Bulletin 17, 389-394

Angermeyer M (1989) Geschlechtsabhängige Variationen im Verlauf Schizophrener Krankheit. Eine Übersicht. Fortschr Neurol Psychiat 57, 257-266

Audit Commission (1986) Making a Reality of Community Care. London: HMSO

Babigian HM, Mitchell OS, Marshall PE, Reed SK (1992) A Mental Health Capitation Experiment: Evaluating the Monroe-Livingston Experience. In: Frank RG, Manning WG Jr. (Hrsg.) Economics and Mental Health. Baltimore/London: The Johns Hopkins University Press, 307-331

Bardens R (1984) Kostenanalyse bei Nachsorgeeinrichtungen für Schizophrene Patienten. Diplomarbeit. Mannheim: Universität Mannheim

Bauer M (1977) Sektorisierte Psychiatrie im Rahmen einer Universitätsklinik - Anspruch, wirklichkeit und praktische Erfahrungen. Stuttgart: Enke

Beecham J, Knapp M, Fenyo A (1991) Costs, Needs, and Outcomes. Schizophrenia Bulletin 17, 427-439

Beecham J, Knapp M (1992) Costing Psychiatric Interventions. In: Thornicroft G, Brewin CR, Wing JK, (Hrsg.) Measuring Mental Health Needs. London: The Royal College of Psychiatrists, 163-183

Berki S (1983) The Design of Case-Based Hospital Payment Systems. Medical Care 21,1-13

BMJFG (Bundesministerium für Jugend, Familie und Gesundheit) (1986) Modellprogramm Psychiatrie: Regionales Psychiatriebudget. Stuttgart, Berlin, Köln, Mainz: Kohlhammer

BMJFFG (Bundesministerium für Jugend, Familie, Frauen und Gesundheit) (1988) Empfehlungen der Expertenkommission der Bundesregierung zur Reform der Versorgung im psychiatrischen und psychotherapeutisch- psychosomatischen Bereich auf der Grundlage des Modellprogramms Psychiatrie. Bonn: BMJFFG

Borland A, McRae J, Lycan C (1989) Outcomes of Five Years of Continuous Intensive Case Management. Hospital and Community Psychiatry 40,369-376

BPI (Bundesverband der Pharmazeutischen Industrie, Hrsg.) (1994) Rote Liste 1994 - Arzneimittelverzeichnis des BPI. Aulendorf: Editio Cantor

Brand M, Menzl A, Escher M, Horisberger B (1975a) Kosten-Nutzen-Analyse Antidepressiva. Berlin/Heidelberg/New York: Springer

Brand M, Menzl A, Escher A, Horisberger B (1975b) Vom Elektroschock zum Antidepressivum: Eine Kosten-Nutzen-Analyse. "Phathomorphosis - Krankheit im Wandel" Nr. 2. Basel: Pharma Information

Brewin C, Wing J, Mangen S,Brugha T, McCarthy B (1987) Principles and Practice of Measuring Needs in the Long-Term Mentally Ill: the MRC Needs for Care Assessment. Psychological Medicine 17, 971-981

Brewin CR, Wing JK, Mangen SP, Brugha TS, MacCarthy B, Lesage AD (1988) Needs for Care Among the Long-Term Mentally Ill: A Report from the Camberwell High Contact Survey. Psychological Medicine 18,457-468

Brugha T, Wing J, Brewin C, McCarthy B, Mangen S, Lesage A, Mumford J (1988) The Problems of People in Long-Term Psychiatric Day care - An Introduction to the Camberwell High Contact Survey. Psychological Medicine 18, 443-456

Buchholz W, Eichhorn P (1987) Nutzen-Kosten-Analyse für geförderte Modelleinrichtungen. In: Rössler W, H Häfner, H Martini, W An der Heiden, E Jung und W Löffler (Hrsg.) Landesprogramm zur Weiterentwicklung der außerstationären psychiatrischen Versorgung Baden-Württemberg - Analysen, Konzepte, Erfahrungen. Weinheim: Deutscher Studien Verlag, 483-530

Bundesausschuß der Ärzte und Krankenkassen (1991) Ergänzung der Heil- und Hilfsmittel-Richtlinien. Beschäftigungs- und Arbeitstherapie (Ergotherapie). Beschäftigungstherapie und Rehabilitation 2, 173-174

Bundesminister für Arbeit und Sozialordnung (1990) Verordnung über Maßstäbe und Grundsätze für den Personalbedarf in der stationären Psychiatrie (Psychiatrie-Personalverordnung-Psych-PV) vom 18. Dezember 1990, Teil I. Bonn: Bundesgesetzblatt

Conley RW, Conwell M, Arill MB (1967) An Approach to Measuring the Cost of Mental Illness. Am J Psychiatry 124, 755-762

Cording-Tömmel C, Wittchen HU, Zerssen DV (1988) Evaluation des Verlaufs und Outcomes affektiver Psychosen - Implikationen für eine patientenorientierte Bedarfsplanung. In: Zweifel P (Hrsg.) Bedarf und Angebotsplanung im Gesundheitswesen - Neue Ansätze der Bedarfsforschung und neue Formen der Angebotsplanung. Gerlingen: Bleicher Verlag, 179-208

Craig TKJ, Kovasznay B (1988) Utilization of services. In: Tsuang M und J Simpson (Hrsg.) Handbook of Schizophrenia, Vol. 3: Nosology, Epidemiology and Genetics. Amsterdam/New York/Oxford: Elsevier Science Publishers B.V., 399-436

Dauwalder HP, Ciompi L, Hess D (1990) Coûts des alternatives á l'hospitalisation. Confrontations Psychiatriques 32, 93-110

Dauwalder HP, Ciompi L (1995) Cost-Effectiveness Over 10 Years: A Study of Community-Based Social Psychiatric Care in the 1980's. Soc Psychiatry Pychiatr Epidemiol 30, 171-184

De Jong A (1993) WHO-ICMHC, International Classification of Mental Health Care. A Tool for Classifying Services Providing Mental Health Care. Groningen: University of Groningen, Department of Social Psychiatry

Deutscher Bundestag (1975) Bericht über die Lage der Psychiatrie in der Bundesrepublik Deutschland - zur psychiatrischen und psychotherapeutischen/psychosomatischen Versorgung der Bevölkerung. Drucksache 7/4200. Bonn: Deutscher Bundestag

Dilling H, Weyerer S, Lisson H (1975) Zur ambulanten psychiatrischen Versorgung durch niedergelassene Nervenärzte. Social Psychiatry 10, 111-131

Donaldson C, Atkinson A, Bond J, Wright K (1988) QALYS and Long-Term Care for Elderly People in the UK: Scales for Assessment of Quality of Life. Age-Ageing 17, 379-387

Drummond MF (1980) Principles of Economic Appraisal in Health Care. Oxford/New York/Toronto/Melbourne: Oxford University Press

Endicott J, Herz MI, Gibbon M (1978) Brief Versus Standard Hospitalization: The Differential Costs. Am J Psychiatry 135, 707-712

Engels D (1993) Medizinische und berufliche Rehabilitation für psychisch Kranke: Ergebnisse der Begleitforschung von Rehabilitationseinrichtungen für psychisch Kranke und Behinderte (RPK). Rehabilitation 32, 227-231

ENMESH (European Network for Mental Health Service Evaluation) (1994) Mental Health Service Evaluation: Eveloping Reliable measures. First International ENMESH Conference, June 10-12, Amsterdam. Amsterdam

Evers SM, van Wijk AS, Ament AJ (1994) Economic Evaluation of Mental Health Care Interventions: A Review. In: The Economic of Schizophrenia, Depression, Anxiety, Dementias. New Research, Methods, Health Policies. Third Workshop on Costs and Assessment in Psychiatry, October 28-30, Venice

Fadden G, Bebbington PE, Kuipers L (1987) The Burden of Care: The Impact of Functional Psychiatric Illness on the Patient's Family. British Journal of Psychiatry 150, 285-292

Fein R (1958) Economics of Mental Health. New York: Basic Books

Fenton FR, Tessier L, Struening EL (1979) A Comparative Trial of Home and Hospital Psychiatric Care. Arch Gen Psychiatry 36, 1073-1079

Fenton FR, Tessier L, Struening EL, Smith FA, Benoit C, Contandriopoulos A-P, Nguyen H (1984) A Two-Year Follow-Up of a Comparative Trial of the Cost- Effectiveness of Home and Hospital Psychiatric Treatment. Canadian Journal of Psychiatry 29, 205-211

Fischer W, Barrelet L (1987) Les coûts des traitements psychiatriques. Approche comparative de trois catégories de patients. Med Soc Prev 3, 168-175

Frank RG, Manning WG (1992) Economics and Mental Health. London: John Hopkins Press Ltd

Gabler Volkswirtschafts-Lexikon (1990) Wiesbaden: Gabler-Verlag

Gaebel W, Pietzcker A (1983) Indikation zur neuroleptischen Langzeitmedikation - Standardverfahren oder individual-prognostisch geleitete Intervention? Nervenarzt 54, 467-476

Gaebel W, Pietzcker A (1985) One Year Outcome of Schizophrenic Patients - The Interaction of Chronicity and Neuroleptic Treatment. Pharmacopsychiatry 18, 235-239

Glass N, Goldberg D (1977) Cost-Benefit Analysis and the Evaluation of Psychiatric Services. Psychological Medicine 7, 701-707

Glick I, Hargreaves A, Goldfield MD (1974) Short Versus Long Hospitalization: A Prospective Controlled Study. Arch Gen Psychiatry 30, 363-369

Goldberg D (1991) Cost-effectiveness Studies in the Treatment of Schizophrenia: A Review. Schizophrenia Bulletin 17, 453-459

Goldberg D, Jones R (1980) The Costs and Benefits of Psychiatric Care. In: Robins LN, Clayton PJ, Wing JK, (Hrsg.) The Social Consequences of Psychiatric Illness., New York: Brunner/Mazel, 55-70

Greenberg PE, Stiglin LE, Finkelstein SN, Berndt ER (1993) The Economic Burden of Depression in 1990. J Clin Psychiatry 54, 405-418

Gunderson JG, Mosher LR (1975) The Cost of Schizophrenia. Am J Psychiatry 132, 901-906

Haerlin C (1992) Neue Aufgaben der Ergotherapie. Gemeindenahe Versorgung erfordert neue Konzepte. Beschäftigungstherapie und Rehabilitation 1, 6-14

Hall W, Goldstein G, Andrews G, Lapsley H, Bartels R, Silove D (1985) Estimating the Economic Costs of Schizophrenia. Schizophrenia Bulletin 11, 598-611

Hallam A, Beecham J, Knapp M, Fenyo A (1994) The Costs of Accommodation and Care - Community Provision for Former Long-Stay Psychiatric Hospital Patients. Eur Arch Psychiatr Clin Neurosci 243, 304-310

Häfner H (1965) Dringliche Reformen in der psychiatrischen Krankenversorgung der Bundesrepublik. Helfen und Heilen - Diagnose und Therapie in der Rehabilitation. Rehabilitation 4:1, 1-8

Häfner H (1982) Evaluation gemeindenaher Versorgung psychisch Kranker. Ergebnisse von 4 Jahren wissenschaftlicher Begleitung der Aufbauphase des Mannheimer Modells. Arch Psychiatr Nervenkr 232, 71-95

Häfner H (1988) Epidemiologie der Schizophrenie. Stand und Perspektiven. Fundamenta Psychiatrica 4, 264-282

Häfner H (1993) Schizophrenie: Neue Forschungsergebnisse über eine ätiologisch noch unzureichend aufgeklärte Krankheit. Spektrum der Wissenschaft 10, 50-58

Häfner H, Klug J (1982) The Impact of an Expanding Community Mental Health Service on Patterns of Bed Usage: Evaluation of a four-year Period of Implementation. Psychological Medicine 12, 177-190

Häfner H, an der Heiden W (1983) The Impact of a Changing System of Care on Patterns of Utilization by Schizophrenics. Soc Psychiatry 18, 153-160

Häfner H, an der Heiden W (1986) The Contribution of European Case Registers to Research on Schizophrenia. Schizophrenia Bulletin 12, 26-51

Häfner H, Buchholz W, Bardens R, Klug J, Krumm B, an der Heiden W (1986) Organisation, Wirksamkeit und Wirtschaftlichkeit komplementärer Versorgung Schizophrener. Nervenarzt 57, 214-226

Häfner H, an der Heiden W (1986) The Contribution of European Case Registers to Research on Schizophrenia. Schizophrenia Bulletin 12,26-51

Häfner H, an der Heiden W (1989a) Effectiveness and Cost of Community Care for Schizophrenic Patients. Hospital and Community Psychiatry 40, 59-63

Häfner H, an der Heiden W (1989b) The Evaluation of Mental Health Care Systems. Br J Psychiatry 155, 12-17

Häfner H, an der Heiden W (1991) Evaluating Effectiveness and Cost of Community Care for Schizophrenic Patients. Schizophrenia Bulletin 17, 441-451

Häfner H, Riecher-Rössler A, Maurer K, Fätkenheuer B, Löffler W (1992) First Onset and Early Symptomatology of Schizophrenia. A Chapter of Epidemiological and Neurobiological Research into Age and Sex Differences. Eur Arch Psychiatr Clin Neurosci 242,109-118

Häfner H, Maurer K, Löffler W, Fätkenheuer B, an der Heiden W, Riecher-Rössler A, Behrens S, Gattaz WF (1994) The Epidemiology of Early Schizophrenia: Influence of Age and Gender on Onset and Early Course. British Journal of Psychiatry 164 (suppl. 23) 29-38

Häfner-Ranabauer W, Günzler G (1984) Entwicklung und Funktion des psychiatrischen Krisen- und Notfalldienstes in Mannheim. Fortschr Neurol Psychiat 52, 83-90

an der Heiden W, Krumm B (1985) Does Outpatient Treatment Reduce Hospital Stay in Schizophrenics? Eur Arch Psych Neurol Sci 235, 26-31

an der Heiden W, Krumm B, Häfner H (1989) Die Wirksamkeit ambulanter psychiatrischer Versorgung: Ein Modell zur Evaluation extramuraler Dienste. Berlin/Heidelberg/New York: Springer

Heinisch M, Ludwig M, Bullinger M (1991) Psychometrische Testung der "Münchner Lebensqualitäts Dimensionen Liste (MLDL)". In: Bullinger M, Ludwig M, von Steinbüchel N (Hrsg.): Lebensqualität bei kardiovaskulären Erkrankungen. Grundlagen, Meßverfahren und Ergebnisse. Göttingen/Toronto/Zürich: Hogrefe, 73-90

Hess D, Ciompi L, Dauwalder HP (1986) Nutzen- und Kosten-Evaluation eines Sozialpsychiatrischen Dienstes. Nervenarzt 57, 204-213

Hölzke R (1994) Personenzentrierte Hilfen - sozialrechtliche Umsetzung. In: Kruckenberg P, Jagoda B (Hrsg.) Personalbemessung im komplementären Bereich - von der institutions- zur personenbezogenen Behandlung und Rehabilitation. Bonn: Rheinland Verlag 128-140

Honkonen T (1995) Need for Care and Support in Schizophrenia. A Follow-up Study of Discharged Schizophrenia Patients. Tampere: University of Tampere

Hoult J, Reynolds I, Powis MC, Weekes P, Briggs J (1983) Psychiatric Hospital versus Community Treatment: The Results of a Randomised Trial. N Z J Psychiatry 17, 160-167

Hoult J, Rosen A, Reynolds I (1984) Community Orientated Treatment Compared to Psychiatric Hospital Orientated Treatment. Soc Sci Med 18, 1005-1010

Hu T, Jerrell J (1991) Cost-Effectiveness of Alternative Approaches in Treating Severely Mentally Ill in California. Schizophrenia Bulletin 17, 461-468

Jones R, Goldberg D, Hughes B (1980) A comparison of two different services treating schizophrenia: a cost-benefit approach. Psychological Medicine 10, 493-505

Kassenärztliche Bundesvereinigung (1994) Einheitlicher Bewertungsmaßstab (EBM) mit den Vertragsgebührenordnungen Bewertungsmaßstab für ärztliche Leistungen (BMÄ) und Ersatzkassen-Gebührenordnungen (E-GO). Köln: Deutscher Ärzte-Verlag

Kissling W (1992) Ideal and Reality of Neuroleptic Relapse Prevention. Br J Psychiatry 161 (suppl. 18), 133-139

Klug J, An der Heiden W (1980) An integrated record system for the observation of the demand for medical and social aftercare as basis for organizing extramural services. Acta Psychiatr Scand 62 (suppl.), 54-59

Knapp M (1991) The Direct Costs of the Community Care of Chronic Mentally Ill People. In: Freeman HL und JH Henderson (Hrsg.) Evaluation of Comprehensive Care of the Mentally Ill: The Transition from Mental Hospital Care to Extramural Care of the Mentally Ill in European Community Countries. London: Gaskell - The Royal College of Psychiatrists, 142-173

Knapp M (1993) Principles of Applied Cost Research. In: Netten A, Beecham J, Hrsg. Costing Community Care: Theory and Practice. Hants/Vermont: Ashgate, 61-72

Knapp M (1996) The Cost of Community Care - Five Years after the Reprovision of five Cohorts of Patients. TAPS 11th Annual Conference, London, 18.Juli 1996

Knapp M, Beecham J (1990) Costing Mental Health Services. Psychological Medicine 20, 893-908

Knapp M, Beecham J (1991) Mental Health Service Costs. Current Opinion in Psychiatry 4, 275-282

Knapp M, Beecham J (1992) Health Economics and Psychiatry: The Pursuit of Efficiency. In: Leff J (Hrsg.) Oxford: Principles of Social Psychiatry, 549-561

Knapp M, Beecham J, Anderson J, Dayson D, Leff J, Margolius O, O'Driscoll C, Will W (1990) The TAPS Project. 3: Predicting the Community Costs of Closing Psychiatric Hospitals. Br J Psychiatry 157, 661-670

Knapp M, Beecham J, Gordon K (1992) Predicting the Community Cost of Closing Psychiatric Hospitals: National Extrapolations. Journal of Mental Health 1, 315-325

Kovess V, Caria A, Caldas de Almeida J, Carta G, Finerty A, Moreno B, Petrangeli L, Rössler W, Salize HJ, Torres-Gonzalez F, Walsh D, Wiersma D, Xavier M Evaluation of Comprehensive Care for Schizophrenic Patients: A Multicentric European Study. Team for the Assessment of Psychiatric Services (TAPS), 10th Annual Conference. London, 13.Juli 1995

Kommission zur Personalbemessung im komplementären Bereich (1996) Integrierter Behandlungs-/Rehabilitationsplan für psychisch kranke Menschen (einschließlich personenbezogener Personalbemessung). Bonn: Aktion Psychisch Kranke

Kriedel T (1980) Effizienzanalysen von Gesundheitsprojekten. Diskussion und Anwendung auf Epilepsieambulanzen. Berlin/Heidelberg/New York: Springer

Lauer G (1993) Ergebnisse der Lebensqualitätsforschung bei chronisch psychisch Kranken. Psychiat Prax 20, 88-90

Leidl R (1988) Summary Report of the WHO Meeting "Cost-Effectiveness of Managing Chronic Psychotic Patients", Munich, 16-18 December, 1985. In: Schwefel D, Zöllner H, Potthoff P, (Hrsg.) Costs and Effects of Managing Chronic Psychotic Patients. Berlin/Heidelberg: Springer, 32-42

Leppin A, Quast HH, Sarason IG (1986) Fragebogen zur Sozialen Unterstützung (Kurzform) SSQ6-G. In: Schwarzer R (Hrsg.): Skalen zur Befindlichkeit und Persönlichkeit. Berlin: Freie Universität, 195-201

Lesage AD, Cope SJ, Pezeshgi S (1991a) Assessing the needs for care of non-psychotic patients. A trial with a new standardized procedure. Soc Psychiatry Pychiatr Epidemiol 26,281-286

Lesage AD, Mignolli G, Faccincani C, Tansella M (1991b) Standardized assessment of the needs for care in a cohort of patients with schizophrenic psychoses. Psychological Medicine [Monogr Suppl] 19,27-33

Lesage AD, Morissette R (1993) Residential and palliative needs of persons with severe mental illness who are subject to long-term hospitalization. Canada's Mental Health 12-17

Leu R (1978) Nutzen-Kosten-Analyse der Behandlung von Alkoholkranken. Wirtschaft Recht 30, 377-399

Levenson AJ, Lord CJ, Sermas CE (1977) Acute Schizophrenia: An Efficacious Out-Patient Treatment Approach as an Alternative to Full-Time Hospitalisation. Diseases of the Nervous System 242-245

Liberman R (1987) Current Problems and Strategies for the Treatment of Schizophrenia. Paper presented at the 140th Annual Meeting of American Psychiatric Association. Chicago/Illinois, May 12

LWV (Landeswohlfahrtsverband) Baden (1993) Psychosoziale Betreuung Schwerbehinderter im Arbeitsleben 1987-1992. Karlsruhe: LWV

Mannheimer Starthilfe-Projekt (1994) Jahresbericht 1993. Mannheim: Zentralinstitut für Seelische Gesundheit

Marks IM, Connolly J, Muijen M (1988) The Maudsley Daily Living Programme. Bull R College Psychiatrists 12, 22-24

Marshall M (1994) How Should We Measure Need? Concept and Practice in the Development of a Standardized Assessment Schedule. Philosophy,Psychiatry,Psychology 1, 27-36

Marshall M, Hogg L, Gath D, Lockwood A (1995) The Cardinal Needs Schedule - A Modified Version of the MRC Needs for Care Assessment Schedule. Psychological Medicine 25, 605-617

McGlashan T (1988) A selective review of recent north american long-term follow-up studies of schizophrenia. Schizophrenia Bulletin 14,515-542

McGuire TG (1992) Estimating the Costs of a Mental Health Benefit: A Small-Employer Mandate. In: Frank RG, Manning WG,Jr., Hrsg. Economics and Mental Health. Baltimore/London: The John Hopkins University Press, 240-262

McGuire A, Drummond MF (1993) Economic Evaluation in Health Care: An Introduction for Psychiatrists. Soc Psychiatry Pychiatr Epidemiol 28, 211-217

Melzer D, Hale AS, Malik SJ, Hogman GA, Wood S (1991) Community Care for Patients with Schizophrenia one Year after Hospital Discharge. BMJ 303, 1023-1026

Netten A, Beecham J (1993) Costing Community Care: Theory and Practice. Hants/Vermont: Ashgate

Neubauer G, Haberhauer M, Rehermann P (1989) Effektivität und Effizienz der Sozialpsychiatrischen Dienste in Bayern. Forschungsbericht im Auftrag des Bayerischen Staatsministeriums für Arbeit und Sozialordnung. München: Universität der Bundeswehr

O'Donnell O (1988) The Economic Evaluation of Mental Health Care: A Review. York: Centre for Health Economics

O'Donnell O (1991) Cost-Effectiveness of Community Care for the chronic Mentally Ill. In: Freeman HL, Henderson JH, (Hrsg.) Evaluation of Comprehensive Care of the Mentally Ill: The Transition from Mental Hospital Care to Extramural Care of the Mentally Ill in Europeam Community Countries. London: Gaskell - The Royal College of Psychiatrists, 174-196

Pasamanick B, Scarpitti F, Dinitz S (1967) Schizophrenics in the Community: An Experimental Study in the Prevention of Hospitalization. New York: Appleton-Century-Crofts

Pellet J, Guilhot J, Claveranne JP, Lang F (1995) Problematiques des études de côuts en psychiatrie. Application a une étude côut-utilité de deux modes de prise en charge. Saint Etienne: CHU

Potthof P, Leidl R, Bender W, Schwefel D (1988) Time-Budget Analysis for Chronic Patients. Towards a Cost-Effectiveness - Oriented Indicator System for Comparing Inpatient and Outpatient Psychiatric Care. In: Schwefel D, Zöllner H, Potthoff P, (Hrsg.) Costs and Effects of Managing Chronic Psychotic Patients. Berlin/Heidelberg: Springer, 228-252

PROGNOS AG (1988) Modellprogramm Psychiatrie. Im Auftrag des Bundesministers für Jugend, Familie, Frauen und Gesundheit. Empirische Grundlagen - Teil A-E. Stuttgart: Poller

PSSRU (Personal Social Services Research Unit) (1994) Unit Costs of Community Care 1994. Canterbury, Kent: Personal Social Services Research Unit - University of Kent

Renshaw J, Hampson R Thomason C et al. (1988) Care in the Community: The first Steps. Aldershot: Gower

Rice DP (1966) Estimating the Cost of Mental Illness. (Health Economic Services 6). Washington: Washington Government Printing Office, PHS Publication No. 947-6

Rice DP, Kelman S, Miller LS, Dunmeyer S (1990) The Economic Costs of Alcohol and Drug Abuse and Mental Illness: 1985. - DHHS Pub. NO. (ADM) 90-1694. Rockville: National Institute of Mental Health

Rice D, Miller LS (1992) The Economic Burden of Schizophrenia. Bethesda: 6th Biennial Conference on the Economics for Mental Health

Rice DP, Kelman S, Miller LS (1992) The Economic Burden of Mental Illness. Hosp Community Psychiatry 43, 1227-1232

Riecher-Rössler A, Rössler W (1993) Compulsory Admissions of Psychiatric Patients - An International Comparison. Acta Psychiatr Scand 87, 231-236

Riecher-Rössler A, Rössler W, Meise U (1995) Der Verlauf Schizophrener Psychosen - Was wissen wir 100 Jahre nach Kraepelin? In: Hinterhuber H, Fleischhacker W (Hrsg.) Die Behandlung der Schizophrenien: State of the Art. Innsbruck: Verlag Integrative Psychiatrie

Riecher-Rössler A, Häfner H, Stumbaum M, Maurer K, Schmidt R (1994) Can Estradiol Modulate Schizophrenic Symptomatology? Schizophrenia Bulletin 20,203-214

Rössler W, Häfner H (1985) Psychiatrische Versorgungsplanung. Neuropsychiatrie 1, 8-17

Rössler W, Riecher-Rössler A (1994) Psychiatrische Rehabilitation chronisch psychisch Kranker und Behinderter. Die Rehabilitation 33, 1-7

Rössler W, Salize HJ (1993a) Planungsmaterialien für die psychiatrische Versorgung. Weinheim: Deutscher Studienverlag

Rössler W, Salize HJ (1993b) Die psychiatrische Krisen- und Notfallversorgung. In: Wienberg G (Hrsg.) Bevor es zu spät ist... Außerstationäre Krisenintervention und Notfallpsychiatrie - Standards und Modelle. Bonn: Psychiatrie-Verlag, 172-182

Rössler W, Salize HJ (1995) Qualitätsindikatoren psychiatrischer Versorgungssysteme In: Gaebel W (Hrsg.) Qualitätssicherung im psychiatrischen Krankenhaus. Berlin/Heidelberg/New York: Springer, 39-52

Rössler W, Salize HJ (1996) Gesundheitsberichterstattung in der Versorgung chronisch psychisch Kranker. Das Gesundheitswesen 58, Sonderheft 1, 25-28

Rössler W, Häfner H, Martini H, an der Heiden W, Jung E, Löffler W (1987) Landesprogramm zur Weiterentwicklung der außerstationären psychiatrischen Versorgung Baden-Württemberg - Analysen, Konzepte, Erfahrungen. Weinheim: Deutscher Studienverlag

Rössler W, Fätkenheuer B, Löffler W (1993) Soziale Rehabilitation Schizophrener - Modell Sozialpsychiatrischer Dienst. Stuttgart: Enke

Rössler W, Salize HJ, Biechele U (1995) Sozialrechtliche und strukturelle Defizite der außerstationären Versorgung chronisch psychisch Kranker und Behinderter. Der Nervenarzt 66, 802-810

Rössler W, Salize HJ, Bauer M (1996) Psychiatrische Abteilungen an Allgemeinkrankenhäusern - Stand der Entwicklung in Deutschland. Psychiatrische Praxis 23, 4-9

Rössler W, Salize HJ, Martini M, Reinhard I (1997) Gender differences in the comprehensive care for schizophrenic patients. In Vorbereitung

Rubin J (1982) Cost Measurement and Cost Data in Mental Health Settings. Hosp Community Psychiatry 33, 750-754

Rubin A (1992) Is Case Management Effective for People With Serious Mental Illness? A Research Review. Health and Social Work 17 (2),138-150

Salize HJ, Rössler W (1994) Mannheim Service Recording Sheet - MSRS. Mannheim: Zentralinstitut für Seelische Gesundheit

Salize HJ, Rössler W (1996) How expensive is the Comprehensive Care of Schizophrenic Patients Living in the Community? A Cost Evaluation from a German Catchment Area. British Journal of Psychiatry 169, 42-48

Salize HJ, Rössler W, Reinhard I (1996) Kostenermittlung in einem fragmentierten psychiatrischen Versorgungssystem. Das Gesundheitswesen 58, Sonderheft1, 10-17

Salokangas R (1994) Community Care and Need for Treatment of Schizophrenic Patients in Finland. British Journal of Psychiatry 164 (Suppl 23),115-120

Santiago JM (1993) Commentary: The Costs of Treating Depression. J Clin Psychiatry 54, 425-426

Schene AH (1990) Objective and Subjective Dimensions of Family Burden. Towards an Integrative Framework for Research. Social Psychiatry and Psychiatric Epidemiology 25,289-297

Schene AH, Tessler RC, Gamache GM (1994) Instruments Measuring Family or Caregiver Burden in Severe Mental Illness. Social Psychiatry and Psychiatric Epidemiology 29,228-240

Scheytt D, Kaiser P, Priebe S (1996) Behandlungsdauer und Fallkosten in unterschiedlichen stationären psychiatrischen Einrichtungen in Berlin. Psychiat. Prax. 23, 10-14

Schwefel D (1988) Studies on the Cost-Effectiveness of Managing Chronic Psychotic Patients. Report on a WHO Planning Meeting at Mannheim, 2-4 may, 1983. In: Schwefel D, Zöllner H, Potthoff P, (Hrsg.) Costs and Effects of Managing Chronic Psychotic Patients. Berlin/Heidelberg: Springer, 3-31

Schwefel D, Zöllner H, Potthof P (Hrsg.) (1988) Costs and Effects of Managing Chronic Psychotic Patients. Berlin/Heidelberg: Springer-Verlag

Seeman M (1986) Current Outcome in Schizophrenia: Women vs. Men. Acta Psychiatr Scand 73, 609-617

Smith K, Shah A, Wright K, Lewis G (1995) The Prevalence and Costs of Psychiatric Disorders and Learning Disabilities. Br J Psychiatry 166, 9-18

Solomon P, Davis J (1985) Meeting Community Service Needs of discharged Psychiatric Patients. Psychiatric Quarterly 57, 11-17

Statistisches Bundesamt (1994) Gesundheitswesen Fachserie 12. Reihe 6.1. Stuttgart: Metzler-Poeschel

Statistisches Bundesamt (1996) Preisentwicklung in Deutschland. Wiesbaden: Statistisches Bundesamt, Auskunftsstelle Preise

Stein LI, Test MA (1980) Alternative to Mental Hospital Treatment: I. Conceptual Model, Treatment Program, and Clinical Evaluation. Arch Gen Psychiatry 37, 392-397

Stolz P (1974) Psychopharmaka - volkswirtschaftlich analysiert. Eine Nutzen- Kosten-Analyse der Verwendung von Tranquilizern in der Bundesrepublik Deutschland im Jahre 1972. In: Bernholz P, G Bombach und RL Frey (Hrsg.) Basler sozialökonomische Studien. Zürich: Schulthess

Sytema S (1994) Patterns of Mental Health Care. Dissertation, Rijksuniversiteit Groningen, Niederlande

Ten Horn G, Giel R (1984) The Feasibility of Cost-Benefit Studies of Mental Health Care. An Attempt with a Dutch Case Register. Acta Psychiatr Scand 69, 80-87

Ten Horn G, Giel R, Gulbinat W, Henderson J (1986) Psychiatric Case Registers in Public Health. A Worldwide Inventory 1960-1985. Amsterdam/New York/Oxford: Elsevier Science Publishers

Test MA, Stein LI (1980) Alternative to Mental Hospital Treatment. III. Social Cost. Arch Gen Psychiatry 37, 409-412

Ullmann L, Gurell L (1964) Size, Staffing and Psychiatric Hospital Effectiveness. Arch. Gen. Psychiat. 11, 360-366

Ulmar G (1994) Psychiatrische Versorgung im Spannungsfeld von Landeskrankenhaus und Universität - die Situation in Mannheim. In: Reimer F (Hrsg.) Versorgungsstrukturen in der Psychiatrie (Tropon-Symposium, Bd. IX). Berlin/Heidelberg: Springer, 31-44

van Haaster I, Lesage AD, Cyr M, Toupin J (1994a) Further Reliability and Validity Studies of a Procedure to Assess the Needs for Care of the Chronically Mentally Ill. Psychological Medicine 24,215-222

van Haaster I, Lesage AD, Cyr M, Toupin J (1994b) Problems and Needs for Care of Patients Suffering from Severe Mental Illness. Soc Psychiatry Pychiatr Epidemiol 29,141-148

Vigener G (1994) Prospektive Pflegesätze in Einrichtungen der Alten- und Behindertenhilfe nach der Änderung des Bundessozialhilfegesetzes. NDV 4, 122-124

Vinni K, Sillanpää A, Anttinene E (1980) Cost Study of Mental Health Services. Acta Psychiatr Scand 62, 259-264

Voges B (1990) Die Gemeindepsychiatrische Abteilung am Zentralinstitut für Seelische Gesundheit in Mannheim und die Kooperation mit den Gesundheitseinrichtungen der Stadt. In: Aktion Psychisch Kranker (Hrsg.) Der Gemeindepsychiatrische Verbund als Kernstück der Empfehlungen der Expertenkommission und seine Umsetzungsmöglichkeiten in der Gemeinde. Köln: Rheinland Verlag, 42-54

Wagner M (1977) Kosten-Nutzen-Rechnung zu den Reform-Empfehlungen der Psychiatrie-Enquête-Kommission - Überarbeiteter Beitrag zur WHO-Tagung in den Haag, Juni 1976: Kosten-Nutzen-Analyse in der Psychiatrie. Sozialer Fortschritt 1, 9-18

Washburn S, Vannicelli M, Longabauch R (1976) A Controlled Comparison of Psychiatric Day Treatment and Inpatient Hospitalisation. Journal of Consulting and Clinical Psychology 44, 665-675

Weisbrod BA (1981) Benefit-Cost Analysis of a Controlled Experiment: Treating the Mentally Ill. The Journal of Human Resources 16, 523-548

Weisbrod BA (1983) A Guide to Benefit-Cost Analysis, as seen through a Controlled Experiment in Treating the Mentally Ill. Journal of Health,Politics,Policy and Law 808-845

Weisbrod BA, Test MA, Stein LI (1980) Alternative to Mental Hospital Treatment. Economic Benefit-Cost Analysis. Arch Gen Psychiatry 37, 400-405

WHO (World Health Organisation) (1980) International Classification of Impairments, Disabilities and Handicaps. Geneva: WHO

WHO (World Health Organisation) (1984) The Uses of Epidemiology in the Study of the Elderly. Report of a WHO Scientific Group on the Epidemiology of Aging. Geneva: WHO

Wiersma D, Kluiter H, Nienhuis FJ, Rüphan M, Giel R (1991) Costs and Benefits of Day Treatment With Community Care for Schizophrenic Patients. Schizophrenia Bulletin 17, 411-419

Wiersma D, Giel R, de Jong A, Nienhuis FJ, Slooff CJ (1995) Assessment of the Need for Care 15 Years After Onset of a Dutch Cohort of Patients with Schizophrenia, and an International Comparison. Soc Psychiatry Pychiatr Epidemiol

Wyatt RJ (1994) Costs and Cost Savings in Schizophrenia. In: The Economics of Schizophrenia, Depression, Anxiety, Dementias. New Research, Methods, Health Policies - Third Workshop on Costs and Assessment in Psychiatry, Venice: October 28-30, 1994

Wyatt RJ, Henter I (1995) An Economic Evaluation of Manic-Depressive Illness - 1991. Soc Psychiatry Pychiatr Epidemiol 30, 213-219

Wyatt RJ, Alexander RC, Egan MF, Kirch DG (1988) Schizophrenia, Just the Facts. What Do We Know, How Well Do We Know it? Schizophrenia Research 1, 3-18

Wyatt RJ, Henter I, Leary MC, Tayler E (1995) An Economic Evaluation of Schizophrenia - 1991. Soc Psychiatry Pychiatr Epidemiol 30, 196-205

Wykes T, Sturt E, Creer C (1985) The Assessment of Patients' Need for Community Care. Soc Psychiatry 20, 76-85

ZI für die kassenärztliche Versorgung (1994) Ärzteleistungen. Unveröffentlichte Daten. Bonn: Zentralinstitut für die kassenärztliche Versorgung in der Bundesrepublik

Zubin J, Magaziner J, Steinhauer S (1983) The metamorphosis of schizophrenia: From chronicity to vulnerability. Psychosocial Medicine 13, 551-571

Zubin J, Spring B (1977) Vulnerability - A new view of schizophrenia. Journal of Abnormal Psychology 86, 103-126

Zubin J (1987) Epidemiology and Course of Schizophrenia: Discussion. In: Häfner H, Gattaz W, Janzarik W (Hrsg) Search for the Causes of Schizophrenia. Berlin: Springer, 114-119

10   Anhang

Abbildungen   Seite

Tabellen